Inhaltsverzeichnis

Vorwort 1

1. Das Konzept 5

Grundlagen 5

Ziele der Behandlung 18

Vorgehensweise 23

2. Anwendungsgebiete 39

Bewegungseinschränkungen und Haltungsprobleme 40

Erweiterung und Verfeinerung leiblicher Ausdrucks- und Bewegungsmöglichkeiten 58

Seelisches Gleichgewicht und Persönlichkeitsentwicklung 64

3. Die zehn Grundsitzungen 71

Allgemeine Hinweise 72

Die Sitzungen im einzelnen: 78

Erste Sitzung 78

Zweite Sitzung 80

Dritte Sitzung 82

Vierte Sitzung 85

Fünfte Sitzung 89

Sechste Sitzung 93

Siebte Sitzung 95

Achte und neunte Sitzung 98

Zehnte Sitzung 102

Offenes Ende 105

4. Anregungen für den Alltag 108

Schuhe - die zweite Haut der Füße 108

Über das Sitzen 110

Sport als Spiel 114

5. Weiterführende Hinweise 118

Adressen 118

Buchempfehlungen 120

Anhang 123

Über den Autor 123

Quellennachweis der Abbildungen 124

Vorwort

Wer für seine Gesundheit oder seine seelische Entwicklung nach ganzheitlichen Wegen sucht, sieht sich einer geradezu überwältigenden Fülle von therapeutischen oder pädagogischen Angeboten gegenüber. Selbst Fachleuten fällt es zunehmend schwer, sich noch in der Vielfalt angebotener Methoden zurechtzufinden, die sich als Ergänzung oder Alternative zu schulwissenschaftlich orientierten Verfahren der Medizin oder Psychologie verstehen.

Den suchenden Laien beschäftigen vor allem drei Fragen. Erstens: Was möchte ich für mich erreichen? Für welche Probleme suche ich eine Lösung? Aus der Antwort ergibt sich die zweite Frage: Welche Therapieform/Methode unter den in Frage kommenden spricht mich persönlich an? Und schließlich: Handelt es sich um eine fundierte Methode und um qualifiziert ausgebildete Praktiker?

Dieses Buch möchte Ihnen die *Strukturelle Integration* vorstellen, die von Dr. Ida Rolf entwickelt wurde. Die bekannteste Version dieser Methode ist das nach ihr benannte *Rolfing*. Das Ziel ist, die Körperstruktur dahingehend zu verbessern, daß sich die Gesamtpersönlichkeit mit weniger Energieaufwand freier entfalten kann und zu einem natürlichen Gleichgewicht findet.

Diese recht allgemeine Definition möchte ich in einige Grundannahmen des zugrundeliegenden Ansatzes auffächern:

1. Seelisches und leibliches Wohlbefinden hängen wesentlich von einem Körperbau ab, der in sich ausbalanciert eine harmonische Beziehung zur Erdanziehungskraft aufweist.

2. Die meisten Menschen befinden sich in einer Art Kriegszustand mit der Schwerkraft, weil das Gleichgewicht ihres Körpers aus dem Lot geraten ist.

3. Unser Leib ist in seiner Gestalt form- und veränderbar. Deshalb ist es möglich, mit Hilfe einer bestimmten Behandlung des Bindegewebes, vor allem der Muskelhäute (Faszien), die räumliche Beziehung der Teile des Leibes zueinander zu verändern. Dies erlaubt eine mühelosere innere Aufrichtung und Bewegung des Menschen im Schwerefeld der Erde.

4. Während des Prozesses der strukturellen Integration entwickelt sich ein bewußteres Erleben des Leibes, der als

Ausdruck der Gesamtpersönlichkeit verstanden wird.

6. Innere Aufrichtung und eine ebenso flexible wie stabile Struktur sind sowohl auf der leiblichen wie auf der seelischen Ebene eine Voraussetzung inneren Gleichgewichts. *Strukturelle Integration* (*Rolfing*) ist ein Weg dorthin.

Im Laufe der Jahrzehnte hat sich diese Methode auf vielen Gebieten als hilfreiche leib-seelische Grundlagenarbeit bewährt. Zu nennen sind die Bereiche Gesundheitsvorsorge, Abbau chronischer Fehlspannungen, Probleme der Körperstatik in Form von Haltungsproblemen, Erweiterung und Optimierung der Bewegungsmöglichkeiten, Förderung leiblicher Empfindungs- und Ausdrucksqualitäten, Abbau chronischer seelischer Verkrampfungen, Geburtsvorbereitung, Unterstützung von Selbstheilungsprozessen bei chronischen Gelenkproblemen usw.

Der zur Verfügung stehende Rahmen des Buches macht die inhaltliche Beschränkung auf Wesentliches notwendig. Dabei kam es mir darauf an, Vorzüge und Grenzen der Methode möglichst praktisch und anschaulich zu schildern. Das Büchlein eignet sich insofern gut als Ergänzung bereits vorliegender Veröffentlichungen.

Ich verwende im Buch häufig den Begriff *Leib* anstelle des Begriffs *Körper*. Denn im Wort *Leib* schwingen noch die Eigenschaften des Lebendigen mit. Das altgermanische Ursprungswort, *Lib*, bedeutete gleichzeitig Leben, während das lateinische Ursprungswort für Körper, *corpus*, gleichzeitig Leichnam bedeutet. Es erscheint mir nicht zufällig, daß der Körper-Begriff in unserer Kultur den Leib-Begriff lange Zeit verdrängt hat. Wurde und wird der Körper doch vielfach als Maschine, als mechanischer Apparat mißverstanden und auch so behandelt.

Die Leserinnen bitte ich um Verständnis, daß ich der Einfachheit halber im Buch meist männliche Wortformen, z.B. *Klient* anstatt *Klient(in)* benutze.

Respekt und große Dankbarkeit empfinde ich an dieser Stelle Dr. Ida Rolf gegenüber, deren Erbe wir als Praktizierende ihrer Methode übernommen haben. Ich möchte außerdem meine Lehrer anerkennen dafür, was ich von ihnen lernen durfte. Danken möchte ich vor allem Hans Flury, Hubert Godard, Peter Levine, Peter Melchior, Carlos Repetto, Michael Salveson, Robert Schleip und Jan Sultan.

1. Das Konzept

Grundlagen

Vier Elemente sind die Eckpfeiler, deren Zusammenhang die Theorie der *Strukturellen Integration* (*Rolfing*) umreißt. Es sind dies: Strukturelle Gliederung/Statik des Körpers, Erdanziehungskraft, Formbarkeit des Leibes und das Bindegewebe in seinen vielen Ausprägungen.

Wir alle wissen, daß die Statik eines Gebäudes über sein Gleichgewicht entscheidet. Der schiefe Turm von Pisa bleibt nur so lange stehen, wie seine seitliche Abweichung von der senkrechten Schwerkraftachse eine kritische Grenze nicht überschreitet. Ein schief wachsender Baum hat es da schon besser, er kann die Richtung seines Wachstums ändern und sich so der Schwerkraft anpassen.

Und der Mensch? Auch er ist der Schwerkraft unterworfen. Diese banale aber grundlegende Wahrheit ist uns leider nur selten bewußt. Denn wir können diese Energie weder sehen noch hören, weder riechen noch anfassen. Sie haben vielleicht einen Bekannten, der ein zu kurzes Bein hat. Bei genauerem Hinsehen können Sie feststellen, daß sich seine Wirbelsäule seitlich gekrümmt hat, weil sie die einseitige Gewichtsverlagerung ausgleichen muß. Auch die ältere Frau, die mit krummem Rücken gestern an Ihnen vorbeiging, hat das Problem, daß sie ständig gegen die Schwerkraft ankämpfen muß. Diese extremen Beispiele verdeutlichen: Ob wir uns bewegen oder im Ruhezustand stehen bzw. sitzen, wir müssen uns stets der Schwerkraft anpassen. Wir tun das meist ganz unbewußt durch feinste Gleichgewichtskorrekturen. Die Anpassung gelingt uns mehr oder weniger gut, mehr oder weniger ökonomisch. Dieses Mehr oder Weniger hängt ganz wesentlich davon ab, wie harmonisch unsere Körperstruktur ausbalanciert ist.

Erinnern Sie sich noch daran, wie Sie als Kind mit Bauklötzen einen Turm gebaut haben? Sehr bald haben Sie herausgefunden, wie die Klötzchen gesetzt werden müssen, damit der schöne Turm nicht zusammenstürzt. Je genauer Sie die Klötzchen senkrecht übereinander gelegt haben, desto stabiler war das Ganze. Und da Sie neugierig waren, probierten Sie aus, wie weit einzelne Klötzchen von der Mitte abweichen dürfen, ohne herunter zu fallen. Dieses einfache Beispiel sagt Wesentliches über die Körperstatik und -struktur aus: Sind die Schwerpunkte der

Klötzchen genau übereinander angeordnet, dann entsteht eine stabile Gesamtkonstruktion, eine vollendet ausbalancierte Struktur. Die Gesamtstruktur ist also das Verhältnis, das die einzelnen Teile (Segmente) des Körpers im Raum zueinander einnehmen.

Diese Gesamtstruktur steht also in einem bestimmten Verhältnis zur Erdanziehungskraft. Der Turm bleibt nämlich nur stehen, wenn er in seinem Aufbau der Schwerkraft angepaßt ist. Umgekehrt macht die Schwerkraft den Aufbau des Turms überhaupt erst möglich. Der durch das Gewicht entstehende Gegendruck des Bodens stützt nämlich die Segmente. Und dies geht am leichtesten, wenn alle Schwerpunkte der Bauklötzchen wie durch eine unsichtbare senkrechte Linie verbunden sind. Eine weitere Voraussetzung ist, daß die Verbindungssflächen der Klötzchen waagerecht verlaufen.

Da auch der Mensch als ein Körper im dreidimensionalen Raum gesehen werden kann, läßt sich das Klötzchenmodell auf ihn übertragen. Auch der Mensch läßt sich in Teile gegliedert vorstellen: in Kopf, Hals, Schultergürtel, Brustkorb, Bauch, Becken, Oberschenkel, Unterschenkel und Füße.

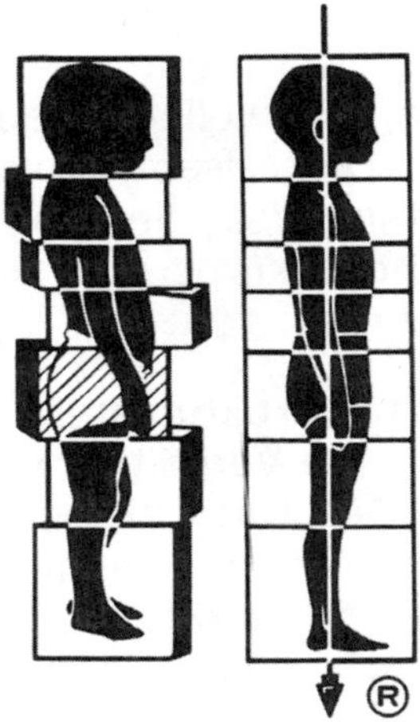

Abb.1 Ungünstige Körperstruktur (*links*) und optimale Körperstruktur (*rechts*)

Wenn diese Körperteile senkrecht übereinander angeordnet sind, bildet die Verbindung ihrer Schwerpunkte ebenfalls eine innere senkrechte Linie im Menschen, die mit der senkrechten Schwerkraftachse zusammenfällt. In diesem Fall erzeugt das senkrecht nach unten gerichtete Körpergewicht einen senkrechten Gegendruck vom Boden her, welcher aufrichtend auf die Schwerpunkte der Körperteile zurückwirkt (Antigravitationsfaktor). Der Organismus braucht vergleichsweise wenig Energie, um sich im Gleichgewicht zu halten. Diese strukturelle Anordnung der Teile zu einem ausgewogenen Gesamtorganismus ist leicht überprüfbar: Wenn wir einen Menschen von der Seite her anschauen und ein unsichtbares Lot fällen, so befinden sich im Idealfall die Kontrollpunkte Ohr, Schultergelenk, Ellbogen, Hüftgelenk, Knie und Fußknöchel nah an dieser Seitenlinie (Abb.1, rechts).

Wenn die Teile jedoch gegeneinander verschoben sind, wie z. B. links in Abb.1, dann befinden sich ihre Schwerpunkte nicht mehr auf der Schwerkraftachse. Der Mensch muß nun zusätzliche Energie aufbringen, um dennoch im Gleichgewicht zu bleiben. Die Teile können auf der waagerechten Ebene nach vorn oder hinten verschoben sein (Abb.1, links) und nach rechts oder links versetzt sein (Abb.2). Sie können außerdem um die drei Raumesachsen gekippt sein. So veranschaulicht Abb.1 (links) die Drehung der Teile um die senkrechte Achse. Außerdem sehen wir, daß das Becken um die horizontale Achse, die von einer Seite zur anderen verläuft, gekippt ist. Abb.2 zeigt Drehungen um die Achse, welche von vorn nach hinten durch einen Körperteil hindurchführt: das Becken steht rechts höher als links, die linke Schulter ausgleichend höher als die rechte.

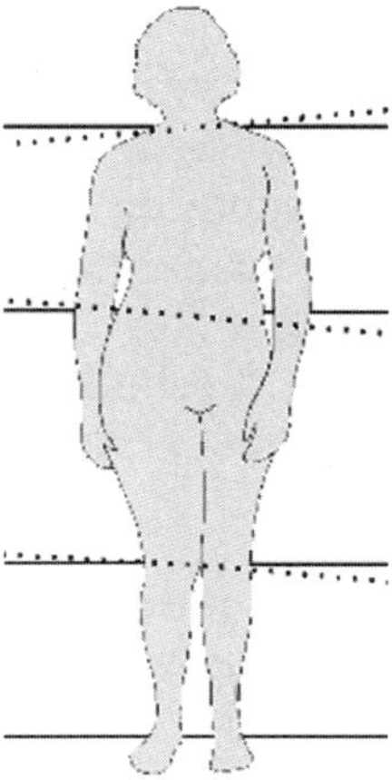

Abb.2

Ein solchermaßen aus dem Lot geratener Organismus muß sich *gegen* die Schwerkraft behaupten, was zu Streß und Verschleißerscheinungen der Gelenke führt. Wichtig in diesem Zusammenhang: Die Stellung jedes Körpersegmentes hängt von der Stellung der anderen Segmente ab, so daß sich alle Teile in ihrer Lage wechselseitig bedingen.

Was gibt unserem Leib seine Gestalt?

Wenn Sie ein Lehrbuch über Physiologie und Anatomie aufschlagen, werden Sie darin folgende - hier etwas vereinfacht wiedergegebene - Beschreibung finden:

Der „Bewegungsapparat" hat als statisches Element das Knochenskelett, welches die Form des Menschen bildet und ihn aufrecht hält. Die Gelenke werden von Muskeln überquert, welche durch Spannungsveränderung die Bewegungen einzelner Gliedmaßen bewerkstelligen. Die bindegewebigen Anteile der Muskulatur, die Muskelhäute (Faszien), werden Sie kaum erwähnt finden. Dabei ist es gerade das Bindegewebe, welches als *Organ der Struktur* fungiert.

Stellen Sie sich für einen Moment vor, daß Sie alle Organe, Knochen, Muskeln usw., alle Gewebearten außer dem Bindegewebe aus Ihrem Körper entfernt hätten. Was würden Sie im Spiegel sehen? Nun, Sie würden exakt die Form Ihres Leibes sehen, seinen Umriß in allen Einzelheiten - in Gestalt eines dreidimensionalen Geflechts von Bindegewebe. Alle Formen des Bindegewebes - Unterhautbindegewebe, Muskelfaszien, Knochenhaut, Bänder, Organfaszien, Umhüllungen der Nerven und Blutgefäße usw. - verbinden nicht nur, sie unterteilen auch, definieren räumliche Anordnungen im Körpergefüge. Die Muskelfaszien z.B. umhüllen die Muskeln als Ganzes, sowie deren Muskelbündel und Muskelfasern (Abb.3). Es handelt sich also um ein Netzwerk mit oberflächlicheren und tieferen Schichten.

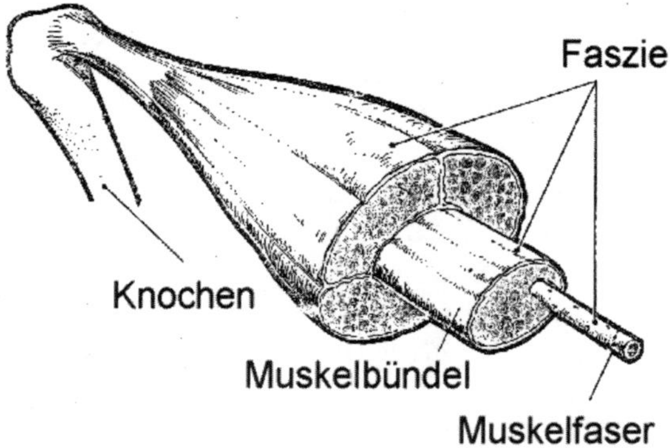

Abb.3

Die äußerste Schicht stellt das Unterhautbindegewebe dar, das den ganzen Leib umgibt.

Die Muskelhäute ermöglichen die Weitergabe von Spannungsveränderungen über verschiedene Körperabschnitte hinweg, weil diese Bindegewebshüllen einer Muskelkette - durch Sehnen und Knochenhaut miteinander verbunden - ineinander übergehen. Das Bindegewebe bestimmt, wie frei benachbarte Muskeln übereinander gleiten können. Ein komplexes Zusammenspiel der Spannungszustände von Muskeln und sie umgebenden Bindegewebshüllen bestimmt die Stellung der Knochen zueinander.

Wir stellen dem einseitig auf die Bedeutung des Knochengerüsts abhebenden Bild vom Bewegungsapparat ein ebenso überspitztes, aber realitätsnäheres Bild gegenüber: Die Knochen des Skeletts schwimmen gleichsam in einem beweglichen Umfeld aus Muskeln, Bändern und Muskelfaszien sowie inneren Organen mit ihren Bindegewebshüllen. Dieses Milieu flexibler Spannungselemente definiert Bewegungsmöglichkeiten und -richtungen der Knochen. Die Knochen dienen dabei als feste Druckelemente. Stellen Sie sich ein aufgestelltes Zelt vor, dann wissen Sie, was gemeint ist: Zwar ist ein Zeltinnenraum ohne Zeltstangen unmöglich; aber die Stellung der Stangen wird durch den Spannungszustand der Zeltleinen und -planen bestimmt und gewährleistet.

Durch welche Einflüsse kann sich eine Körperstruktur verändern?

Wenn Sie Haltung und Gang eines Menschen beobachten, nehmen sie ganz individuelle Muster wahr. Diese Eigenarten bestehen so gewohnheitsmäßig, daß sie einer Person meist gar nicht bewußt werden. Individuelle Haltungs- und Bewegungsarten sind Ausdruck und Ergebnis der persönlichen Lebensgeschichte.

Es ist sinnvoll, zwischen *Haltung* und *Struktur* zu unterscheiden. Unsere Haltung ist willentlich beeinflußbar, jeden Moment können wir sie verändern. Die Struktur dagegen ist willkürlichen Veränderungen weitgehend unzugänglich. Deshalb ist es vergeblich, ein Kind mit eingesunkenem Brustkorb zu ermahnen: „Halt' dich gerade!" Eine kurze Zeit mag dem Kind eine Verbesserung seiner Haltung gelingen. Dann fällt es jedoch wieder in die gewohnte Haltung zurück, weil diese Ausdruck seiner fixierten Struktur ist. Eine „gute Haltung" ergibt sich nicht durch mühevolles Sich-Halten, sondern durch die Befreiung von strukturellen Beschränkungen, welche dem Leib erst eine leichte und anmutige Haltung erlaubt.

Die Erfahrungen jedes Menschen prägen Körperbau und Bewegung. Vielfältige Einflüsse geistig-seelischer wie leiblicher Art binden und überlagern sich zu einer komplexen individuellen Struktur. Zunächst vielleicht nur unmerkliche Veränderungen der Körperstatik können sich im Laufe der Jahre zu gravierenden Fehlformen auswachsen, die dann die Haltung weitgehend festlegen. Seelische Traumata, Unfälle, Operationen, Krankheiten und kulturell bedingte Haltungsgewohnheiten führen schließlich zu verfestigten Struktur- und Bewegungsmustern. Schauen wir uns zwei Beispiele an:

Eine Sportverletzung am rechten Hüftgelenk kann dazu führen, daß die linke Körperhälfte einseitig beansprucht wird (Schonhaltung). Mit der Zeit verkürzen und verdicken die Faszien der linken Becken- und Beinseite, und die betroffenen Muskeln werden unbeweglicher. Es entsteht eine ungleiche Belastungssituation durch ungleiche Gewebespannung. Die Körperteile werden aus ihrer natürlichen Anordnung gezogen. Verkürzungen in einem Teil führen nämlich zu einem Ausgleich in anderen Körperregionen, etwa entlang der Wirbelsäule, um die Statik auszugleichen. Die Schwerkraft übt dabei einen stetig verstärkenden Einfluß auf alle Unausgewogenheiten aus.

Ein anderes Beispiel: Ein Kind lernt durch problematische Verhältnisse in Familie und Schule, daß es vor anderen stets „auf der Hut" sein muß, daß es im Leben stets kämpfen muß. Diese Lebenseinstellung macht sich durch einen vorgestreckten Brustkorb und zurückgezogene Schultern bemerkbar. Eine solche seelisch bedingte Haltung führt zu einer Verengung des oberen Rückens durch chronische Anspannung der Muskulatur um die Brustwirbelsäule und zwischen den Schulterblättern. Auch in diesem Fall verfestigen und verkürzen sich Muskeln und Faszien in diesem Körperabschnitt, was zu Reaktionen in anderen Leibesregionen, z.B. zu Hohlkreuz und durchgedrückten Knien, führen kann.

Welche Ursachen auch immer in Frage kommen: Fatal ist neben den Strukturschwächen, daß der Stoffwechsel in verklebten und verdickten Gewebezonen gestört wird, daß eine chronisch angespannte Leibesbefindlichkeit auch das Fühlen und die seelische Flexibilität beeinträchtigt. Das vegetative Nervensystem pendelt sich auf einem zu hohen Spannungsniveau ein. Atmung und Organe können nicht mehr völlig frei arbeiten. Denken Sie nur an einen Menschen mit ständig eingesunkenem Brustkorb. Vielleicht nehmen Sie einmal bewußt eine solche Haltung ein: Spüren Sie, wie die Atmung eingeschränkt wird?

Eine veränderte Körperstruktur verändert die Art und Weise von Bewegungen - und umgekehrt. Beides beeinflußt sich wechselseitig. Die Leibesform entwickelt sich im Laufe des Lebens entsprechend den Anforderungen, die an sie gestellt werden. Umgekehrt können sich Bewegungen nur in dem Rahmen entfalten, der ihnen von der Struktur des Körpers und seiner Gelenke vorgegeben wird. Wenn z.B. das Kniegelenk, welches hauptsächlich Aufgabe und Form eines Scharniers hat, über lange Zeit durch zusätzliche seitliche Drehbewegungen beim Vorwärtsgehen wie ein Sattelgelenk gebraucht wird, verändert das Gelenk mit seinen Muskeln, Bändern und Meniski Spannung und Form, bis diese tatsächlich dem instabilen Gebrauch des Knies entsprechen. Das Gelenk wird zusätzlichen Belastungen und einem weiteren Verschleiß ausgesetzt.

Wenn sich aber aufgrund der Formbarkeit des Bindegewebes die Körperstruktur ungünstig verändern kann, dann muß auch eine Umkehrung möglich sein. Es muß möglich sein, unausgewogene Spannungsmuster wieder mehr ins Gleichgewicht zu bringen. Und genau dies war die Erkenntnis von Ida Rolf. Ihr Verdienst liegt darin, daß sie einen Zusammenhang zwischen den Faktoren Struktur, Schwerkraft, Bindegewebe und Formbarkeit des Leibes herstellte. Die promovierte Biochemikerin entwickelte im Laufe langjähriger praktischer Arbeit einen geradezu genialen Weg zur mühelosen Aufrichtung eines ausbalancierten Menschen im Schwerefeld der Erde.

Ziele der Behandlung

Obwohl Strukturelle Integration (Rolfing) mehr als nur leibliche Veränderungen bewirken kann, sind die Absichten eines Behandlers (Berufsbezeichnungen: Rolfer, Structural Integrator) doch zunächst einmal „nur" struktureller Art. Das allgemeine Ziel, die Körperstruktur dahingehend zu verbessern, daß sie sich in größerer Harmonie mit der Schwerkraft bewegen kann, läßt sich in folgende wesentliche Teilziele gliedern:

1. Die Körperteile sollen sich um eine gedachte innere Linie herum organisieren, die beim aufrechten Stehen annähernd mit der Schwerkraftachse zusammenfällt. Diese innere Linie führt vom Scheitelpunkt des Kopfes entlang der Vorderseite der Wirbelsäule abwärts durch den Beckenboden hindurch und erstreckt sich zwischen Knien und Fußknöcheln bis zum Boden. Sie dient der Ausrichtung des Leibes im Schwerefeld der Erde. Sie ist ein Organisationsprinzip, von dem unsere Bewegungen ausgehen können und zu dem sie wieder zurückkehren. Bei beugenden Bewegungen des Körpers sollte die innere Linie sich harmonisch krümmen, wobei die Schwerpunkte der Teile sich so eng wie möglich bei der Schwerkraftachse halten (Abb.4).

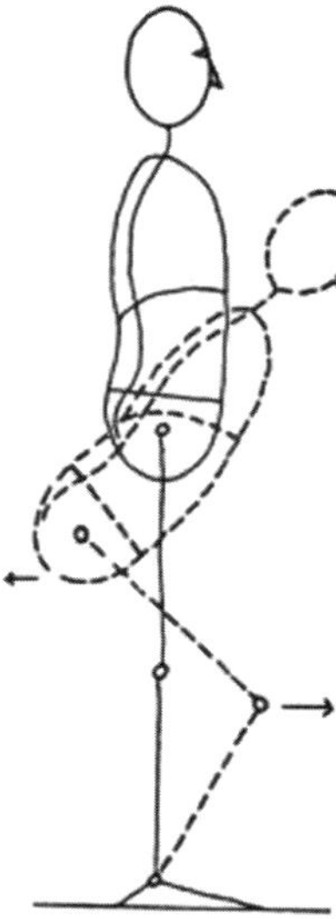

Abb.4 Faltendes Bücken

2. Herstellung eines optimalen Gleichgewichts zwischen Körpervorderseite und -rückseite (vgl. Abb. 1 und Abb. 4).

3. Dieses Ziel steht in Zusammenhang mit einem anzustrebenden Spannungsgleichgewicht zwischen Beuge- und Streckmuskeln des Körpers, den sogenannten Agonisten und Antagonisten. Gelöstes Stehen, Sitzen und Gehen ist nur möglich, wenn Beuger und Strecker *mit*einander statt gegeneinander arbeiten. Wenn ein Beugemuskel anspannt, sollte sich der zugehörige Streckmuskel unge-

hindert verlängern können. Dies gilt für die Bewegung einzelner Gliedmaßen ebenso wie für eine Bewegung größerer Leibesregionen. So bestimmen die Spannungsverhältnisse zwischen den Beugern der Körpervorderseite (z.B. Bauchmuskeln) und den Streckern des Rückens das Verhältnis von Vorder- und Rückseite des Körpers beim Vorbeugen des Oberkörpers. Wenn Beugemuskeln und Streckmuskel harmonisch zusammenarbeiten, bleibt der Rumpf frei von unnötiger Verkürzung und der Innenraum des Organismus wird nicht eingeengt (Abb.4).

4. Relative Symmetrie beider Körperhälften, also ein *annäherndes* Gleichgewicht beider Körperseiten, was durchaus ein gewisses Maß an Asymmetrie beinhaltet. Denn zum einen sind beide Hälften im Innern organisch unterschiedlich aufgebaut, zum anderen gibt es individuelle Gegebenheiten wie Rechts- oder Linkshändigkeit, die eine absolute Symmetrie ausschließen.

5. Im Zusammenhang mit diesem Rechts-Links-Gleichgewicht steht die waagerechte Anordnung der paarigen Gelenke beider Körperhälften. Sprunggelenke, Knie, Hüftgelenke, Hand- und Ellbogengelenke, Schultern und Bißebene der

Kiefergelenke sollten sich auf einer waagerechten Ebene befinden.

6. Möglichst geringer Energieaufwand bei jeder Bewegung, was Gelassenheit und Anmut der Bewegung ausmacht. Dieses Ziel ist nur erreichbar, wenn der Mensch bei Bewegungen durchlässig ist für die Bewegungsenergie, so daß der ganze Leib harmonisch am Bewegungsimpuls beteiligt ist. Ferner müssen die jeweils oberen Teile von den tiefer gelegenen gut unterstützt werden (Abb.4).

7. Unerläßliche Voraussetzung für einen möglichst geringen Energieaufwand ist auch, daß die Bewegung vor allem durch eine Tonus*reduzierung* der Gegenspielermuskeln (Antagonisten) sowie des Leibes insgesamt initiiert, dann von den *inneren* (intrinsischen) Muskeln begonnen wird, und erst danach von der *äußeren* (extrinsischen) Muskulatur fortgeführt wird. Auf diese Weise geht Bewegung von der Leibesmitte aus und übersetzt sich dann in Arme und/oder Beine, wobei Leib und Gliedmaßen sich eher verlängern als verkürzen. Eine solche Qualität der Bewegung beinhaltet immer *zwei* Richtungen: Die erste Richtung ist die beabsichtigte Bewegungsrichtung. Diese wird ergänzt durch die mehr oder weniger entgegengesetzte Richtung, von der aus ich mich

bewege. Oft ist sie identisch mit der Richtung der Schwerkraft nach unten.

8. Atembefreiung. Ein ungehinderter Atemfluß setzt angemessene und frei bewegliche Atemräume voraus.

9. Sensibilisierung für die Wahrnehmung der Vorgänge im Leibesinneren und für die Aufmerksamkeit nach außen, d.h. für den räumlichen und zwischenmenschlicher Kontext, innerhalb dessen Bewegung stattfindet.

Wichtig: Alle Teilziele wirken aufeinander ein und bedingen sich gegenseitig.

Vorgehensweise

Allgemein gesprochen geht es darum, Bindegewebe und Muskeln eine angemessene Spannung und ihren Platz wiederzugeben. Dies wird auf der einen Seite durch eine Differenzierung der Teile und Schichten des Leibes erreicht, damit diese sich frei und unabhängig voneinander bewegen können. Auf der anderen Seite geht es um eine Integration des Leibes als Ganzes. Dies bedeutet, daß die Teile zu einer Einheit auf höherem Niveau finden sollen, um sich ökonomischer und harmonischer bewegen zu können. Beide Gesichtspunkte - Differenzierung und Integration - sind in der Behandlung stets präsent.

Differenzieren kann manchmal Lösen bedeuten. Häufig gleiten benachbarte Muskeln nicht frei aufeinander, sondern sind miteinander „verbacken". Die Folge ist, daß bei Bewegungen oftmals Muskeln (mit)eingesetzt werden, die dafür gar nicht vorgesehen sind. Der Behandler löst diese verklebten Gewebeschichten, während der Klient durch bestimmte Bewegungen der entsprechenden Gliedmaßen eine einfachere, effektivere Bewegungsart über das Nervensystem verinnerlicht. So können Muskeln wieder ihren vorgesehenen Platz und ihre natürliche Aufgabe übernehmen.

Differenzieren bedeutet ferner das Dehnen chronisch verkürzter Muskelhäute und Muskeln. Diese Dehnung ist freilich keine rein mechanische Angelegenheit. Auch hier spielt ein Lernprozeß auf der Ebene des Nervensystems eine Rolle. Muskeln und besonders ihre Faszien werden nämlich versorgt durch bestimmte Reizempfänger innerhalb ihrer Nerven. Diese Reizempfänger reagieren auf starkes und langsames Dehnen des Gewebes dergestalt, daß sie über das zentrale Nervensystem zu einer Verlängerung der Gewebefasern führen. Auch hier spielt die Verbindung von manueller Behandlung und aktiver Bewegung des Klienten eine Rolle.

Der erwähnte Integrationsgesichtspunkt der Behandlung kommt vor allem darin zum Ausdruck, daß der Behandler während jeder Sitzung darauf schaut, welche inneren Beziehungen und Zusammenhänge die individuelle Körperstruktur aufweist. Die Arbeit in einzelnen Leibesregionen bezieht sich stets auch auf die Rolle, die diese im Gesamtzusammenhang spielen. Deshalb kann die Behandlung eines bestimmten Gebietes durchaus auf Effekte in einer ganz anderen Leibesregion zielen. Die Integration ist der für den Behandler schwierigere Teil der

Arbeit, denn es kommt darauf an, eine in sich stimmige Struktur anzustreben, die den Möglichkeiten und Bedürfnissen der konkreten Einzelperson entspricht.

Zwischen Behandler und Klient entsteht eine überwiegend nonverbale Kommunikation auf verschiedenen Ebenen, die eng miteinander verknüpft sind. Eine Ebene ist die der neuro-motorischen Bewegungsempfindungen. Das Nervensystem bekommt Hilfen und Informationen, alte eingeprägte Bewegungsmuster aufzugeben und sich neue Möglichkeiten zu erschließen; man könnte auch sagen, alte „vergessene" Möglichkeiten wiederzuentdecken. Dies veranlaßt später nach Beendigung der Behandlung das Bindegewebe, sein räumliches Netz weiter umzubauen.

Eine andere Ebene ist die allgemeine Verfeinerung des Leibbewußtseins. Die Sensibilisierung für Leibesempfindungen soll helfen, die innere Achtsamkeit für positive und negative Einflüsse auf Organismus und Seele zu wecken oder zu steigern. Das trägt zur Dauerhaftigkeit der strukturellen Veränderungen bei. Es geht vor allem um ein feines Gespür für die Differenziertheit des eigenen Organismus und für die innere Linie sowie um eine Sensibilität für bestimmte Situationen und Umstände in den persönlichen Beziehungen, die ja bestimmte Bewegungen und Haltungen hervorrufen.

Damit ist schon eine dritte Ebene angesprochen, die geistig-seelische. Während oder zwischen Sitzungen kann es auch zu Gefühlsentladungen wie Lachen, Weinen, Zorn und Erleichterung kommen. Alte oder aktuelle seelische Verletzungen, die im Gewebe und im autonomen Nervensystem „gespeichert" sind, kommen oftmals an die Oberfläche und äußern sich in unbewußten Reaktionen oder in Form bewußter Erinnerungen bzw. Einsichten. Der Behandler bietet den Raum und die Unterstützung, solche Gefühle und Reaktionen zuzulassen. In der Regel arbeitet er dann nicht so sehr mit psychotherapeutischen Gesprächen - obwohl auch das Gespräch wichtig sein kann.

Ein Behandler arbeitet mit dem Klienten überwiegend auf der Ebene des autonomen Nervensystems (ANS). Rühren wir bei der Strukturellen Integration nämlich an alte körperliche oder seelische Traumata, dann wird im ANS ein Ablauf in Gang gesetzt, in dessen Verlauf - vereinfacht ausgedrückt – zunächst ein Erregungszustand (Sympathikus-Dominanz) und anschließend eine Spannungsauflösung (Parasympathikus-Dominanz) stattfindet. Der Ablauf dieses Zyklus, vor allem seine ungestörte Vollendung, erfordern eine ebenso einfühlsame wie kenntnisreiche Unterstützung durch den Behandler. Auf diese Weise können spontane Selbstheilungsprozesse seelischer Art in Gang kommen. Über die aktuelle Situation hinaus wird - durch ein nachhaltig flexibles Gleichgewicht im ANS - seelische Ausgeglichenheit angeregt.

Insgesamt verfügt ein Behandler über ein weitgefächertes Instrumentarium. Im Vordergrund stehen myofasziale Techniken; hinzu kommen solche aus der Osteopathie (kraniosakrale Arbeit und viszerale Behandlung). Und natürlich werden diverse Methoden der Schulung sensorischer Wahrnehmung und gezielter Bewegungsübungen verwendet.

Allgemeiner Ablauf des Prozesses

In der Regel findet der Prozeß struktureller Integration in einer Grundserie von 10 Sitzungen statt, die jeweils ca. 90 Minuten dauern. Im Laufe dieser 10 Sitzungen wird der ganze Leib nach verschiedenen Gesichtspunkten systematisch behandelt.

Im 3.Kapitel lernen Sie ausführlicher den inneren Aufbau der Grundserie kennen, deshalb hier nur soviel: Von äußeren Gewebeschichten geht es in die tieferen, danach werden Tiefe und Oberfläche ausbalanciert. Ein anderer roter Faden ist der, daß die Neuordnung der Gesamtstruktur von den Füßen als Grundbausteinen her nach oben hin entwickelt wird. Jede Sitzung behandelt bestimmte Themen struktureller und bewegungsbezogener Art.

Diese systematische Vorgehensweise ist aber nur die eine Seite der Medaille. Auf der anderen Seite muß ganz individuell gearbeitet werden. Während z.B. eine Person eher starr überstreckt dasteht und zu wenig Beweglichkeit besitzt, ist eine andere in sich zusammengesunken und hat womöglich überbewegliche Gelenke. Weist der eine Hohlfüße und ein nach vorn gekipptes Becken auf, so geht es bei dem anderen um Senkfüße und ein nach hinten gekipptes Becken. Der eine Mensch braucht mehr Stabilität und Erdverbundenheit, der andere mehr Flexibilität und Leichtigkeit.

Außerdem kann es durchaus geschehen, daß strukturelle Probleme während einer Sitzung zugunsten seelischer in den Hintergrund treten. Überhaupt ist der Behandlungs-Prozeß auf die Einzelperson zugeschnitten, denn die Bedürfnisse der Klienten sind recht unterschiedlich. Chronische Rückenbeschwerden stehen da z.B. neben der Erweiterung der Ausdrucksmöglichkeiten als Tänzer. In jedem Fall geht es um persönliche Lösungen für unterschiedliche Schwierigkeiten und Herausforderungen.

In einem Einführungsgespräch klären Behandler und Klient die persönlichen Bedürfnisse und Erwartungen an eine Zusammenarbeit ab. Die Vorgeschichte, eventuelle Krankheiten, Verletzungen etc. werden ebenso besprochen wie wichtige Faktoren der gegenwärtigen Lebenssituation. Vor und nach der Grundserie werden in der Regel Fotos von allen vier Körperseiten gemacht, um auf dieser äußeren Ebene die sichtbaren leiblichen Veränderungen zu dokumentieren. Außerdem dienen die Bilder dem Behandler zur Vorbereitung der einzelnen Sitzungen.

Praktizierende dieser Methode sind darin geschult, Körperstrukturen zu „lesen“, sie in ihrer Veränderung wahrzunehmen. Ebenso wichtig ist freilich, daß der Klient dies bewußt erlebt, einen Wandel zulassen und umsetzen kann. Letzteres ist nicht so selbstverständlich, wie man vielleicht annehmen könnte.

Natürlich ist ein Wille zur Veränderung da, wenn jemand zur Strukturellen Integration kommt. Aber wir alle haben zwei Seiten in uns: den Wunsch nach Veränderungen, wenn wir Probleme haben, *und* die Schwierigkeit, alte Muster loszulassen. Diese innere Ambivalenz rührt daher, daß uns die persönliche Struktur lange gedient hat, sie erfüllte - jedenfalls früher - einen Sinn. Sonst hätte sie sich nicht in dieser Form entwickelt. Sie durch etwas Neues zu ersetzen, bedeutet u.U. eine Phase der Unsicherheit zu durchlaufen, bedeutet etwas zu wagen. Das kann eine gewisse Scheu oder Angst mit sich bringen. Vor allem dann, wenn die leibliche Struktur Ausdruck einer bestimmten seelischen Verfassung ist, Ausdruck unserer Art zu fühlen, uns auszudrücken, auf die Umwelt zuzugehen und auf sie zu antworten.

Es gibt noch ein anderes mögliches Hemmnis der Veränderung: der tiefsitzende Glaube daran, daß wir uns gar nicht verändern *können.* Auch dies klingt zunächst paradox, ist es aber nicht. Wie oft haben Menschen im Leben erfahren, daß alle Anstrengung umsonst war, daß sie nicht durften oder konnten, wie sie wollten? Wie oft haben sie von Eltern, Ärzten usw. gehört: „Da ist nichts dran zu ändern, finde dich damit ab!" Oder es heißt: „Das liegt halt in der Familie."

Es ist unter Umständen wesentlicher Bestandteil des Veränderungsprozesses, daß ein Mensch die Erfahrung macht: ich kann mich tatsächlich verändern! Das Neue bringt zwar mit seinen Wahlmöglichkeiten auch Unsicherheit und eigene Verantwortung mit sich, aber es macht mich freier und fühlt sich besser an. Allerdings ist es für manche Menschen auch wichtig zu lernen, bestimmte Grenzen, die sich im Laufe des Lebens entwickelt haben, bewußt wahrzunehmen, zu akzeptieren und kreativ mit ihnen umzugehen.

Voraussetzungen, die ein Mensch zur Strukturellen Integration mitbringen soll

Ein Klient sollte die Bereitschaft mitbringen, sich mit Begrenzungen leiblicher und seelischer Art auseinanderzusetzen. Er sollte willens sein, Verantwortung für sich selber und für das Maß eigener Veränderung zu übernehmen. Er sollte bereit sein, nach der Behandlung mit dem neugewonnenen Potential weiterzuarbeiten. Er braucht die Bereitschaft, sich anzuschauen, wo und wie er sich selber immer wieder den Streß antut, der körperliche Symptome hervorruft.

Es sollte der Wille da sein, eine partnerschaftliche Zusammenarbeit mit dem Behandler einzugehen, anstatt sich passiv einer Behandlung zu unterziehen. Strukturelle Integration kann nämlich nur Katalysator für einen selbstregulierenden, selbstheilenden Prozeß *im* Menschen sein. Es ist natürlich legitim und verständlich, Hilfe zu erwarten. Aber Strukturelle Integration ist nicht eine Art Operation, bei der dem Leib sozusagen alte Verhaltensweisen entnommen und neue eingesetzt werden.

Diese Einsicht beinhaltet aber auch einen hoffnungsvollen Aspekt. Denn eine größere Balance in unserem Organismus ist in jedem von uns bereits angelegt. Sie ist eine von der Natur vorgesehene Eigenschaft, der „nur" Raum zur Entfaltung gegeben werden muß. Dies ist übrigens ein Grund, warum die Impulse der Strukturellen Integration relativ schnell greifen und im wesentlichen dauerhaft sind.

Wie geht es nach den 10 Grundsitzungen weiter?

In manchen Fällen ist es sicherlich nicht mit den zehn Stunden der Grundserie getan. Es besteht deshalb die Möglichkeit, nach einiger Zeit der Verarbeitung - meist einem halben Jahr - mit weiteren Sitzungen fortzufahren. Diese Pause ist sinnvoll, da sich die Resultate in den Monaten nach Abschluß der zehnten Sitzung weiter auswirken. Danach können in einzelnen Nach-Sitzungen noch ungelöste Probleme angegangen werden bzw. das Erreichte kann aufgefrischt werden. Ferner gibt es Fortgeschrittenen-Sitzungen, in denen auf dem Erreichten aufgebaut wird. Und schließlich kann man in speziellen Movement-Sitzungen eine weitere Verbesserung von Bewegungsqualität impulsieren.

Mancher nimmt Stunden Struktureller Integration begleitend zu seiner Psychotherapie, um über die leibliche Ebene Blockierungen im seelischen Bereich zu lösen, was die Therapie fördern kann. Es kommt auch vor, daß seelische Konflikte bzw. energetische Probleme, die während der Strukturellen Integration bewußter werden, einer zusätzlichen psychotherapeutischen Bearbeitung bedürfen.

Wie dauerhaft sind die Ergebnisse einer Behandlung?

Es gibt ein biologisches Gesetz, dem zufolge Organismen danach streben, eine optimalere und feinere innere Ordnung zu entfalten. Eine wesentliche Rolle spielt dabei in unserem Zusammenhang die Schwerkraft. Eine Körperstruktur, die sich der Schwerkraft besser anpassen kann, wird nämlich indirekt von dieser unterstützt. Außerdem wirken die günstigen Bewegungsmuster, die sich entwickeln, fördernd auf die Körperstruktur zurück.

Des weiteren gewinnt der Organismus im Zusammenspiel von Gewebeveränderung und Nervensystem die Fähigkeit selbstregulierender Entspannungsmechanismen (zurück). Wenn sich z.B. Schulterverspannungen aufgebaut haben, stellen wir nach einigen Tagen vielleicht erstaunt fest, daß diese sich „von selbst" wieder zurückbilden. Vor der Strukturellen Integration war diese Anspannung dagegen eventuell chronischer Natur. Leiblicher und seelischer Streß wird erfahrungsgemäß nachher angemessener und besser verarbeitet.

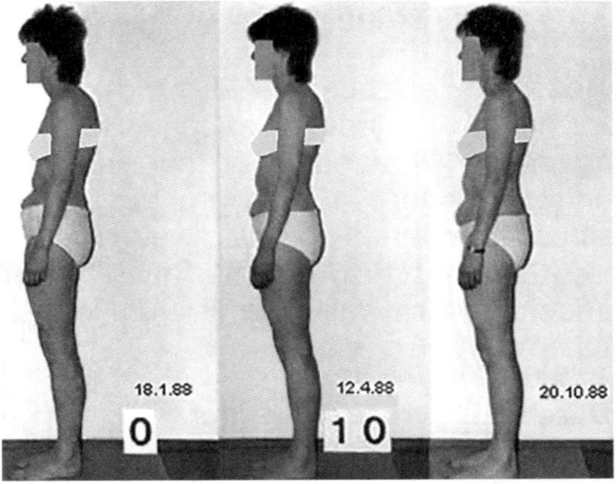

Abb.5 Junge Frau vor und nach Struktureller Integration sowie ein halbes Jahr später

Freilich gilt es, das Erreichte zu nutzen („use it or lose it", wie es im Englischen heißt). Dies bedeutet, die Signale des Leibes in Form von Verspannung oder Schmerz zu beachten, mit sich selber aufmerksamer und liebevoller umzugehen.

Natürlich können innere und äußere Erlebnisse wie eine schwere Krankheit, ein Unfall, eine körperlich ruinöse Arbeit oder eine tiefgreifende seelische Krise uns wieder ein Stück weit aus dem Lot bringen. Diese Erlebnisse können jedoch in Nachsitzungen aufgearbeitet werden.

Wie schmerzhaft ist die Behandlung?

Menschen erleben die Behandlung unterschiedlich. Manche haben vor allem angenehm spannungslösende Empfindungen, andere fühlen in bestimmten Leibesgegenden Schmerz, wenn verhärtete Gewebeschichten „auftauen". Meist handelt es sich dabei jedoch um ein Gefühl von *Wohlschmerz*.

Durch die Schmerzforschung wissen wir, daß Schmerz keine *direkte* Reaktion auf einen äußeren Reiz ist. Vielfältige Zwischenstationen von Wahrnehmung und „Interpretation" dieser Wahrnehmungen in Nerven und Gehirn werden durchlaufen, bevor ein Reiz sich als Schmerz oder eine andere Empfindung bemerkbar macht. Das periphere und das zentrale Nervensystem filtern und bewerten Reize erst einmal. Dabei spielen Lebenserfahrungen eine große Rolle. Ein Mensch, der in seinem Leben oft Schmerz verspürt hat, ist in gewisser Weise auf diese Empfindung „trainiert", d.h. er antantwortet schnell und heftig auf Reize, die diese Erfahrung ansprechen.

Es kann auch sein, daß schmerzhafte Gefühle wie Traurigkeit oder Verzweiflung im Leben oft verdrängt worden sind, die dann im vegetativen Nervensystem und in bestimmten Leibesregionen „gespeichert" und durch chronische Anspannung zurückgehalten werden. Bei der Strukturellen Integration können diese verdrängten Gefühle wieder auftauchen und sich dann als leiblicher Schmerz äußern. Das gilt natürlich auch für früher erlittene Unfall- und Operationsverletzungen. Des weiteren ist zu bedenken, daß manchmal unbewußte Angst vor Veränderung in Schmerzempfindungen umgewandelt wird. Genaugenommen verursacht nicht die Behandlung Schmerz, sondern alte Schmerzen tauchen auf - und können nun freilich verarbeitet und aufgelöst werden.

In jedem Fall gilt: Wenn unangenehme Empfindungen wie Schmerz auftauchen, kann ein Klient dem Behandler jederzeit durch ein „Halt" eigene (momentane) Grenzen signalisieren.

Die Rolle des Behandlers

Das persönliche Vertrauensverhältnis zwischen Klienten und Therapeuten/Lehrern ist ganz wesentlich. Das ist auch bei der Strukturellen Integration so. Das Einführungsgespräch und die erste Sitzung stellen für beide eine gute Möglichkeit dar, sich zu fragen: Kann ich mit diesem

Menschen arbeiten bzw. kann ich mich ihm anvertrauen?

Ein Gesichtspunkt dabei ist die Qualifikation des Behandelnden. Nur Personen, die durch das *Rolf Institut für Strukturelle Integration* ausgebildet wurden, sind berechtigt, die rechtlich geschützten Begriffe *Rolfing* und *Rolfer* zu gebrauchen. Es gibt jedoch noch weitere Schulen der Strukturellen Integration. Dem Rolfing wesensähnliche Methoden sind z.B. *Integrative Körpertherapie (IKT), Strukturelle Integration* der *Guild for Structural Integration* und *Hellerwork*.

Ein anderer Gesichtspunkt ist, daß jeder Behandler selbstverständlich unterschiedliche Schwerpunkte in seiner Arbeitsweise setzt und auch seine individuelle Persönlichkeit in die Art der Behandlung mit einbringt.

2. Anwendungsgebiete

Grob eingeteilt lassen sich bei Menschen, die zur Strukturellen Integration kommen, drei Motive unterscheiden:

a) Menschen mit Bewegungseinschränkungen oder Haltungsproblemen, manchmal verbunden mit chronischen Schmerzzuständen.

b) Menschen, die sich beruflich oder privat viel über ihren Leib ausdrücken und ihre diesbezüglichen Möglichkeiten verbessern möchten. Gemeint sind Sporttreibende, Tänzer, Schauspieler, Sänger sowie Personen, die eine bestimmte Disziplin wie Yoga, Aikido o.ä. betreiben.

c) Menschen, die den Weg über den Leib gehen möchten, um mit seelischen Problemen besser fertig zu werden bzw. sich persönlich weiter zu entwickeln.

In der Praxis sind diese unterschiedlichen Motive natürlich nicht so klar getrennt, sondern überschneiden und kombinieren sich vielfach. Der Übersichtlichkeit halber möchte ich sie jedoch nacheinander behandeln.

Bewegungseinschränkungen und Haltungsprobleme

Vorweg ein wichtiger Hinweis: Strukturelle Integration (Rolfing) versteht sich nicht als eine medizinische Behandlungsmethode. Es werden keine Diagnosen gestellt und keine Krankheiten oder Symptome behandelt. Wir weisen Klienten, die sich nicht in medizinischer Behandlung befinden, gegebenenfalls darauf hin, daß eine medizinische Diagnose bzw. Behandlung angezeigt bzw. notwendige Ergänzung ist. Wer sich eine Linderung bzw. Besserung körperlicher Symptome verspricht, sollte sich klarmachen, daß dies - sofern erreichbar - „nur" ein „Nebenprodukt" der Verbesserung der Körperstruktur ist.

Grundsätzlich eignet sich Strukturelle Integration für kranke und gesunde Menschen gleichermaßen. Es liegt in der Natur des Ansatzes, daß sich Symptome, sofern (!) sie ihre Ursachen in Mängeln der Körperstruktur haben, zum Besseren hin wandeln können. Der Weg dorthin wird aber nicht durch eine verengte Sicht auf problematische Leibesgegenden bestimmt, sondern durch den Blick auf den Gesamtorganismus und den ganzen Menschen. Das Ziel dabei ist eine schrittweise

Neuordnung der Gesamtstruktur, durch die der Mensch lernt, mit lokalen Problemen wie etwa abgenutzten Bandscheiben effektiver umzugehen, bzw. Probleme wie etwa Kreuzschmerzen ganz oder teilweise „überflüssig" werden zu lassen.

Im Falle bestimmter Krankheiten oder leiblicher Konstitutionen ist Strukturelle Integration nicht oder nur sehr eingeschränkt geeignet. Solche Fälle sind: Krebs, schwere Herzerkrankungen, multiple Sklerose, starke (!) spastische Störungen, Knochenschwund (Osteoporose) im fortgeschrittenen Stadium, Gehirnschäden und Psychosen. Solche möglichen Hinderungsgründe werden vor Beginn der Sitzungen abgeklärt. Im Zweifelsfall hat der behandelnde Arzt das letzte Wort.

Schauen wir uns nun einige leibbezogene Anwendungsgebiete an.

Probleme mit der Wirbelsäule

Idealerweise verläuft die Wirbelsäule in einer leicht geschwungenen S-Kurve. Auf diese Weise wird die Belastung am besten verteilt und flexibel aufgefangen. Unglücklicherweise ist diese S-Kurve bei vielen Menschen zu stark oder zu schwach ausgeprägt. Im ersten Fall sind die Krümmungskurven der Halswirbelsäule und der Lendenwirbelsäule (Lordosen) sowie die Krümmungskurve der Brustwirbelsäule und des Kreuzbeins (Kyphosen) zu stark ausgebildet. Diese Gruppe von Menschen hat ein *Hohlkreuz*, meist verbunden mit einem nach vorn-unten vorgekippten Becken. Die Wirbelsäule befindet sich - durch chronisch verkürztes Gewebe in ihrer Bogenspannung festgehalten - im Hals- und Lendenbereich *vor* der Schwerkraftachse. Dadurch hat das Gewicht des Oberkörpers, vor allem des Brustkorbs und des Kopfes, zu wenig Unterstützung von unten. Dieser Sachverhalt erklärt die häufig auftretenden Spannungsschmerzen im Brustwirbelsäulenbereich bzw. im Übergang zur Lendenwirbelsäule.

Eine Veränderung der Spannungsverhältnisse der Rückenmuskulatur allein genügt aber nicht. Wir müssen die erwähnte Beckenstellung mit berücksichtigen. Das mit dem Becken nach vorn-unten gekippte Kreuzbein nimmt die unteren Lendenwirbel mit nach vorn. Solange das Becken nicht eine mehr horizontale Lage gefunden hat, werden sich die Rückenprobleme nicht entscheidend verbessern.

Ist die S-Kurve zu schwach ausgeprägt, so ist die Wirbelsäule zu gerade und verliert ein Stück weit ihre federnde Anpassungsfähigkeit an unterschiedliche Belastungen. Auch bei dieser Konfiguration hat das Gewicht des Brustkorbs und des Schultergürtels zu wenig Unterstützung von unten, weil Becken und Kreuzbein nach hinten-unten gekippt sind. Zusätzlich treten häufig ernsthafte Probleme im Übergang zwischen Lendenwirbelsäule und Kreuzbein auf, wenn der fünfte Lendenwirbel nach vorn verschoben ist. Bandscheibenprobleme sind dann oftmals die Folge.

Solche oder ähnliche Schwachstellen in der Wirbelsäule sind besonderem Verschleiß ausgesetzt. Ganz entscheidend für die tatsächlichen Anforderungen, denen eine Wirbelsäule ausgesetzt ist, ist nämlich die Schwingungsdurchlässigkeit der Wirbelsäule selbst sowie des übrigen Leibes.

Betrachten wir unter diesem Gesichtspunkt das Gehen: Der aufsetzende Fuß bringt das Körpergewicht zunächst nach unten und ruft so einen Gegendruck des Bodens hervor. Dieser Gegendruck schwingt wellenartig durch den Organismus. Voraussetzung ist freilich, daß diese Kraftwirkung im ganzen Leib flexibel aufgenommen und weitergeleitet wird. (Beispiel: Das Wadenbein wirkt wie ein Stoßdämpfer, welcher die Druckwellen teilweise auffängt und ableitet. Diese Funktion erfüllt der Knochen aber nur dann optimal, wenn er im umgebenden Gewebe frei „schwimmt".) Falls bestimmte Gelenke überbeweglich, andere dagegen zu unflexibel für ein ungehindertes Durchschwingen sind, dann werden die ohnehin labilen Gelenke überbeansprucht. Wenn beispielsweise die Brustwirbelsäule in sich starr und fest ist, der fünfte Lendenwirbel und das Kreuzbein dagegen instabil sind, dann werden letztere immer wieder voll vom Rückstoß erfaßt. Eine degenerative – und oft schmerzhafte - Entwicklung tritt ein.

Abgenutzte Bandscheiben können dadurch entlastet werden, daß unbewegliche Gelenke oder Leibesregionen wieder beweglich gemacht werden. Darüber hinaus müssen meist die strukturellen Verhältnisse von Becken und Beinen, welche ja die Gesamtstruktur tragen, bearbeitet werden.

Ob Strukturelle Integration bei Bandscheibenbeschwerden chronischer Art hilfreich sein kann, hängt u.a. davon ab, inwieweit der Faserring der Bandscheibe noch elastisch genug und ob das Nervengewebe noch intakt ist.

Wenn nämlich das Nervengewebe geschädigt ist, bleiben die Schmerzen auch bei einer Entlastung des Nervs erst einmal bestehen, bis sich das Nervengewebe erneuert hat. In solchen Fällen sind andere zusätzliche Hilfen wie Akupunktur hilfreich. Ein Behandler geht mit solchen Problemzonen sorgfältig und behutsam um und nutzt eher indirekte Möglichkeiten der Einflußnahme. Wesentlich ist häufig die Zurückführung einer angenommenen Schonhaltung auf ausgewogenere Bewegungs- und Haltungsmuster, da Schonhaltungen die Situation eher verkomplizieren.

Wußten Sie, daß nahezu jeder Mensch eine Skoliose hat? Eine Skoliose besteht aus einer zweifachen oder mehrfachen seitlichen Krümmung der Wirbelsäule, verbunden mit Drehungen und Gegendrehungen der Wirbel um die senkrechte Achse. Der Geburtsvorgang erzeugt bei jedem Menschen eine leichte Skoliose. Bleibt sie geringfügig, dann wird sie nicht zum Problem und bleibt unauffällig. Erst wenn andere verstärkende Einflüsse hinzukommen, wird die Grenze zur Anormalität überschritten. Wie so häufig ist auch hier der Übergang fließend. Eine mögliche

Ursache für die Verstärkung der Skoliose ist z.B., daß ein Kind zu schnell erwachsen werden muß - sei es seelisch oder körperlich (Kinderarbeit). Die Knochen wachsen dann schneller als die Muskeln, so daß die Wirbelsäule sich verbiegt. Ungleich lange Beine sowie Alterungsprozesse sind weitere mögliche Ursachen.

Ein wesentliches Ziel der Strukturellen Integration besteht darin, die Wirbelsäule durch Verlängerung chronisch verkürzter Gewebsstrukturen aufzurichten Diese Verlängerung kann die Drehung von Wirbeln reduzieren und die seitlichen Krümmungen abflachen. Bei einer Skoliose erfordert dies natürlich eine besondere Arbeitsweise seitens des Behandlers. Außerdem müssen die Beziehungen zwischen Wirbelsäule und anderen Körperteilen berücksichtigt werden. Insbesondere Bindegewebs-Restriktionen im Eingeweideraum können eine Ursache für Wirbelsäulenverformungen sein. Strukturelle Integration kann Skoliosen nicht zum Verschwinden bringen, aber eine Abmilderung ist häufig möglich.

Es gibt neben der klassischen Skoliose auch andere seitliche Verkrümmungen der Wirbelsäule, die durch strukturelle Integration beeinflußbar sind (Abb.6).

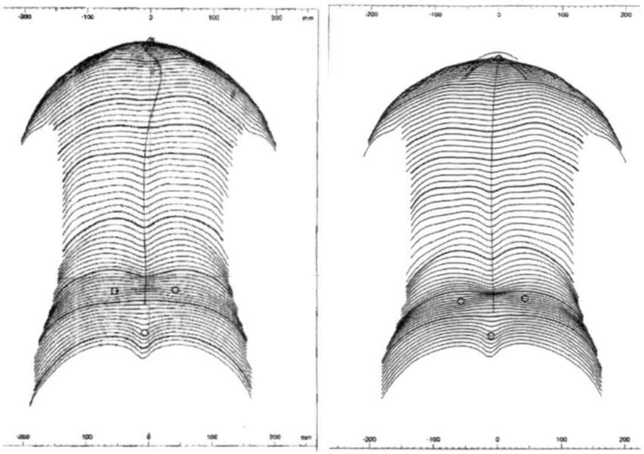

Abb.6 Fotometrische 3D-Rekonstruktion einer Wirbelsäule vor und nach 10 Sitzungen Struktureller Integration

Im Zusammenhang mit Fehlformen der Wirbelsäule war weiter oben von Kreuzschmerzen die Rede. Wir haben gesehen, daß die Stellung von Kreuzbein und Becken eine nicht unwesentliche Rolle spielt. So können etwa Regelschmerzen im Kreuz durch ein vorgekipptes Kreuzbein mitverursacht sein. Gebärmutter und Kreuzbein sind nämlich durch Bänder verbunden. Auch Verkürzungen und eine zu starke Spannung in der Beckenbodenmuskulatur spielen eventuell eine Rolle.

In diesem strukturellen Zusammenhang sind auch Rückenschmerzen während der

Schwangerschaft zu sehen. Wenn nämlich das Kreuzbein mit seiner Basis durch das zusätzliche Gewicht des Kindes nach vorn-unten gezogen wird, bringt dies oft Verspannungen und Schmerzen im Lenden- und Kreuzbereich sowie im mittleren Rücken mit sich. Eine Ausbalancierung von Becken und Kreuzbein kann das Gewicht wieder mehr zur Leibesmitte, also mehr in und über das Becken bringen. Wichtig sind dabei auch der Rücken und eine Ausrichtung der Beinstruktur (Unterstützung von unten). Allerdings ist die Behandlung während einer Schwangerschaft nur zu bestimmten Zeiten möglich und in einer besonders behutsamen Weise. Generell kann Strukturelle Integration die Geburt für eine Frau erleichtern, da das Becken insgesamt flexibler wird, Beckenboden und Bänder sich elastischer dehnen.

Das Kreuzbein kann aber mit seiner Basis nicht nur nach vorn oder hinten geneigt sein, auch ein seitliches Absinken ist möglich. Dann ist oft ein Iliosakralgelenk (zwischen Hüftknochen und Kreuzbein) nicht stabil genug, das andere zu unflexibel.

Wenn sich während des Prozesses struktureller Integration der Körperbau wandelt, geht dies manchmal mit dem Ausreifen einer in der Kindheit oder Pubertät steckengebliebenen Entwicklung einher. Der Plattfuß z. B. ist nicht unbedingt ein - ursprünglich intaktes – zusammengesunkenes Fußgewölbe, es handelt sich oft vielmehr um einen nicht zur Gewölbebildung entwickelten Kinderfuß. Der Senkfuß ist ja für die Wachstumsphase des Kindes, in der es noch nicht laufen kann, normal. In dieser Phase ist so mancher Fuß stehengeblieben. Strukturelle Integration kann die Entwicklung eventuell wieder in Gang bringen, auch wenn die Resultate zunächst mehr spür- als sichtbar sind. Denn das Entstehen sichtbar höherer Fußgewölbe braucht längere Zeit.

Häufige Fehlstellungen der Beine sind eine Innen- oder Außendrehung der Oberschenkel sowie O- oder X-Beine. Bestehen solche Fehlstellungen mitsamt ihrer Fehlfunktion bereits viele Jahre, dann hat sich natürlich die Form der Beinknochen im Laufe der Zeit entsprechend verändert. Dies setzt Korrekturen durch die Strukturelle Integration Grenzen. Doch läßt sich zumindest eine *funktionale* Besserung erreichen, was dem Gehen mehr Stabilität verleiht und sich positiv auf die Gelenke von Hüften und Beinen auswirkt.

Langfristig mag sich sogar die Form der Knochen aufgrund der ausgewogeneren Bewegungen wieder etwas normalisieren. Aber das ist, wie gesagt, keine kurzfristige Angelegenheit.

Bei vielen Menschen sind Hüft-, Knie- und Fußgelenke nicht übereinstimmend ausgerichtet. So kann es z.B. sein, daß die Oberschenkel nach innen, Unterschenkel und Füße nach außen gedreht sind. Da die Gelenkachsen in diesem Fall nicht kongruent ausgerichtet sind, leiden die Gelenke im Gehen unter Streß und Verschleiß. Das hier angenommene Strukturmuster führt dazu, daß bei jedem Schritt (nach vorn) der erste Bewegungsimpuls des Beins nach innen gerichtet ist, dann aber im Verlaufe des Schrittes wieder mehr nach außen korrigiert wird. An die Stelle einer scharnierartigen Geradeausbewegung tritt also eine Art Schlingerbewegung. Der Fuß läuft mehr über die Außenkante, wodurch er bei Überbeanspruchung leicht umknickt.

Wenn eines der drei Gelenke bei einem Bein instabil und überbeweglich ist, liegt das nicht selten auch daran, daß die anderen beiden Gelenke - oder eines von beiden - zu unbeweglich sind. Ähnliches gilt auch für Fälle, bei denen das Hüftgelenk des einen Beines instabil, das des anderen zu unflexibel ist.

Ungleich lange Beine sind einer Angleichung zugänglich, wenn die Knochen nicht tatsächlich unterschiedlich lang sind, sondern etwa das Fußgewölbe des kürzeren Beines zu wenig Spannung besitzt oder das Hüftgelenk dieses Beines komprimiert ist.

Chronische Gelenkarthrosen

Es handelt sich dabei um Stoffwechselstörungen mit degenerativen Gewebeveränderungen in und um die Gelenkkapsel. Überproduktion von leimgebenden (kollagenen) Bindegewebsfasern und Kalkablagerungen schränken oftmals die Bewegungsmöglichkeiten ein. Die Ernährung spielt für Stoffwechselprozesse im Gelenk eine wichtige Rolle. Manchmal handelt es sich jedoch auch oder überwiegend um eine Art Pseudoarthrose. Damit ist gemeint, daß die Ursache der Degeneration und der Schmerzen in verkürzten oder fehlgestellten Bändern und Muskeln liegt. Die Stoffwechselstörung im Gelenk ist dann eher eine Folge undurchlässigen

Gewebes und eines derart komprimierten Gelenks, daß kein ungehinderter Stoffwechsel möglich ist.

Es gibt Untersuchungen, nach denen ein klarer Zusammenhang zwischen Hüftgelenksarthrose und einem nach vorn-unten geneigten Becken besteht. In diesem wie in ähnlichen Fällen kann die Verbesserung von Gelenkmechanik und Gewebedurchlässigkeit zwischen Leibsegmenten eine Verbesserung der Befindlichkeit und der Beweglichkeit bringen. Dies bedeutet natürlich nicht, daß andere Faktoren, die eher in das Gebiet der Medizin fallen, unberücksichtigt bleiben dürfen. Und: bei akut entzündlichen Gelenkzuständen ist Strukturelle Integration nicht angebracht.

Ähnlich wie der Begriff des „Rheuma" ist die Krankheitsbezeichnung „Bechterew" in der Medizin nicht sehr klar umrissen. Im allgemeinen versteht man darunter eine zunehmende Verkrümmung und Versteifung der Wirbelsäule, ausgehend von der Lendenwirbelsäule. In Phasen zwischen akuten Entzündungsschüben spricht der betroffene Mensch oft recht gut auf Strukturelle Integration an. Allerdings nur in nicht allzu weit fortgeschrittenem Stadium und nur, wenn der Klient bereit ist, eine längerdauernde Behandlung ins Auge zu fassen. In einigen Fällen ist eine größere Beweglichkeit und eine teilweise Aufrichtung wieder herstellbar.

Wenn auch die Erwartung bescheiden bleiben muß, ist schon viel gewonnen, wenn der Verknöcherungsverlauf verlangsamt oder gestoppt werden kann. Dieses Ziel ist freilich nur realistisch, wenn die Strukturelle Integration in einem größeren Zusammenhang von Ernährungsumstellung, viel Bewegung sowie gegebenenfalls psychotherapeutischer Behandlung steht.

Für viele Menschen sind nicht unbewegliche, sondern *über*bewegliche Gelenke das Problem. Strukturelle Integration ist dann eher auf Stabilisierung und Integration als auf Lockerung und Differenzierung ausgerichtet.

Schulter- und Nackenverspannungen

Diese können so vielfältige und komplexe Ursachen haben, daß ich auch nicht annähernd erschöpfend darauf eingehen kann. Fast immer liegt die Ursache von Schulter- und Nackenverspannungen direkt oder indirekt in der Struktur des gesamten Körpers. Deshalb führen Massagen, die nur die Schultern und den Nacken behandeln, kaum zu längerfristigen Erfolgen. Häufig werden Nacken und Schultern von unteren Körperteilen her nicht ausreichend gestützt. Dies führt dazu, daß die Schulter- und Nackenmuskulatur bei dem Versuch, den Kopf halbwegs aufrecht zu halten, überfordert wird. Ein Beispiel ist der zusammengesunkene Brustkorb, der Schultern und Nacken mit sich nach vorn zieht. Damit sind der Schultergürtel und der Kopf nicht mehr senkrecht übereinander angeordnet. Sie befinden sich vielmehr *vor* der Schwerkraftachse. Zwangsläufig verkürzen bzw. verhärten sich Schulter- und Nackenmuskulatur. Ein zusammengesunkener Brustkorb wiederum wird u.U. durch eine verkürzte Bauchmuskulatur in seiner Stellung festgehalten.

Chronische Kopfschmerzen und Migräne

Auch hierbei sind nicht selten körperstrukturelle Faktoren im Spiel. Wenn z.B. das Gelenk zwischen Schädel und erstem Halswirbel durch verkürztes Muskel- und Bindegewebe zusammengepreßt wird, entsteht in der Wirbelschlagader ein Blutstau. Dieser drückt auf den in der Nähe liegenden Nerv (Nervus suboccipitalis), was den Stau wiederum verstärkt. Ebenso kann eine zu starke Krümmung der

Halswirbelsäule die Zirkulation in der Wirbelschlagader beeinträchtigen. Diese führt nämlich durch die Halswirbel hindurch. Eine Verschiebung dieser Wirbel verhindert den freien Blutfluß. Kopfschmerzen sind häufig auch eine Spätfolge von Unfällen (z.B. eines Schleudertraumas). Nachdem die Verletzungen von Bändern, Blutgefäßen und Muskeln ausgeheilt sind, bleiben oft strukturelle Fehlstellungen von Kopf, Nacken, Schulter und Wirbelsäule zurück, die sich in verschiedenen Symptomen äußern.

Probleme der Kiefergelenke und der Kaumuskulatur

Eines der Schlüsselzentren chronisch hoher Anspannung sind die Kiefergelenke mit der Kaumuskulatur. Nächtliches Zähneknirschen und Schmerzen im Kaumuskelbereich sind Symptome, die sich weiter ausbreiten können in Form von Nakkenverspannungen und Kopfweh. Darüber hinaus führt dieses Phänomen, in der Zahnmedizin *Bruxismus* genannt, zu vorzeitigem und übermäßigem Zahnabschliff sowie zu Bißanomalien.

Nun kann es bei der Strukturellen Integration freilich - und dies gilt für jede Verkrampfungsproblematik - nicht nur darum gehen, die Kaumuskulatur zu entspannen. Die Vorgehensweise muß verschiedenen Faktoren Rechnung tragen. Zum einen ist da das Verhältnis, in dem der Unterkiefer zum Schädel und zur Halswirbelsäule steht. Zum zweiten sind Bewegungsmuster und Spannung des Gewebes beider Kiefergelenke u.U. recht unterschiedlich. Hinzu kommt eine weitere Schwierigkeit: Eine lange Zeit verkrampfte und eventuell schmerzende Kaumuskulatur hat im vegetativen Nervensystem eine Art Hochspannung hervorgerufen, welche wiederum verhärtend auf die Muskeln zurückwirkt. Dieser sich hochschaukelnde Kreislauf läßt sich nur schrittweise wieder zurückführen.

Alters- und entwicklungsbedingte Themen

Grundsätzlich ist Strukturelle Integration für Menschen aller Altersgruppen geeignet. Bei Kindern geht es naturgemäß mehr um die aktuelle Entwicklung als um die persönliche Geschichte. Die Arbeit mit Kindern muß außerdem die Besonderheiten jeder Wachstumsphase berücksichtigen und vollzieht sich ferner auf eine dem Kind angemessene Weise (kürzere Sitzungen, ein spielerischer Umgang mit dem Kind usw.). Es liegt auf der

Hand, daß strukturelle Probleme dann eine günstigere Prognose haben, wenn sie rechtzeitig aufgegriffen werden.

Auch in der Arbeit mit alten Menschen sind bestimmte entwicklungsbedingte Gegebenheiten zu beachten. Alterungsprozesse, die sich u.a. in Verhärtungen, Stoffwechselablagerungen und zunehmenden Bewegungseinschränkungen äußern, können durch Strukturelle Integration vielleicht verlangsamt, abgemildert bzw. teilweise korrigiert werden.

Die angesprochenen Probleme sowie die entsprechende Herangehensweise konnten hier naturgemäß nur umrißhaft und beispielhaft erörtert werden. Aber ich denke, es ist deutlich geworden, was die Sichtweise der Strukturellen Integration ist, und unter welchen Umständen sie hilfreich sein kann.

Erweiterung und Verfeinerung leiblicher Ausdrucks- und Bewegungsmöglichkeiten

Wenn ein „bewegter Mensch" durch Strukturelle Integration (Rolfing) vor allem Leibbewußtsein und Feinmotorik weiterentwickeln will, so heißt dies natürlich nicht unbedingt, daß er keine der oben beschriebenen Probleme hat. Umgekehrt gilt: Strukturelle Integration ist mehr als nur ein Abbau empfundener Defizite.

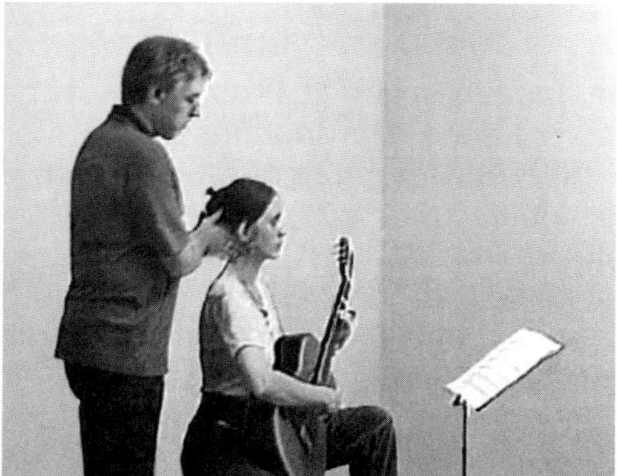

Abb.7 Bewegungsunterricht für eine professionelle Musikerin

Oft kommen Menschen zum Behandler, die im Beruf ihren Leib als Medium einsetzen. Da ist z.B. die Berufstänzerin, die sich in Beinen und Becken als sehr frei beweglich empfinden mag, mit ihren Möglichkeiten des Ausdrucks in Schultern und Brustkorb aber vielleicht recht unzufrieden ist oder berufsbedingten Gelenkproblemen vorbeugen möchte (Abb.8).

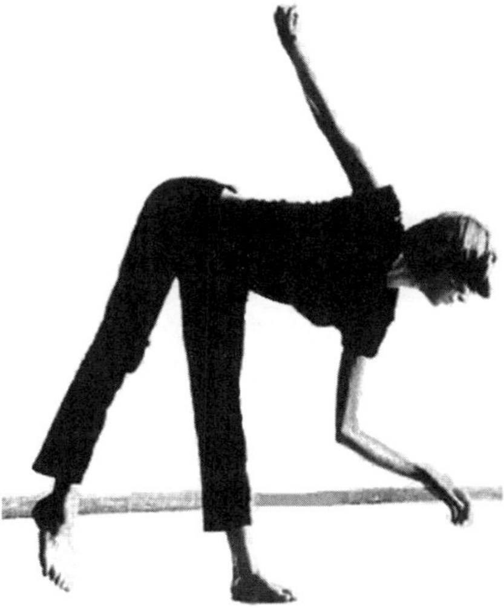

Abb.8 Bewegung durch Verlängerung des Leibes statt durch Verkürzung kann Verletzungen vorbeugen

Oder schauen wir uns andere Künstler an, deren Körperhaltung ebenfalls berufsbedingte Probleme hervorrufen kann. Ein Beispiel: Die Haltung, welche professionelle Geiger ständig einnehmen müssen, führt z.B. nicht selten zu chronischen Nacken- und Schulterverspannungen, verbunden mit einer Drehung des rechten Oberkörpers nach vorn. Dies beeinträchtigt nicht nur das Wohlbefinden, sondern auch den künstlerischen Ausdruck und die Feinheiten der Tonfärbung. Neben der Aufarbeitung entstandener Probleme geht es bei der strukturellen Integration darum, gemeinsam nach Möglichkeiten der vorbeugenden Haltungsverbesserung zu suchen.

Sporttreibende Menschen berichten oftmals, daß Strukturelle Integration ihre Koordinationsfähigkeit und Beweglichkeit gefördert habe. Ob dies nun die skifahrende Studentin, der tennisspielende Kaufmann oder die vom Bauchtanz begeisterte Ärztin ist: ein größeres strukturelles Gleichgewicht und die fließendere, harmonische Muskelaktivität münden vielfach in mühelosere, effektivere und anmutigere Bewegungen.

Zu den Wirkungen der Strukturellen Integration auf Sportler möchte ich Jose Augusto Menegatti, den früheren Trainer der brasilianischen National-Volleyballmannschaft zitieren. Menegatti hatte selbst Rolfing-Stunden genommen und ließ sich später zum Rolfer ausbilden. Auf die Frage, inwiefern Rolfing - Strukturelle Integration das Spiel eines Volleyballspielers verbessern kann, sagte er:

„Die Spieler verbringen normalerweise ihre Zeit damit, Teile ihres Körpers zu entwickeln - stärkere Arme, bessere Beine usw. Rolfing bringt dem Spieler die umfassendere Wahrnehmung eines integrierten Körpers. Diese Bewußtheit erlaubt Athleten, ihre Stärke in einer ausbalancierten Art und Weise zu gebrauchen, mit größerer Bewegungsfreiheit und mehr Effektivität. Rolfing setzt einen Athleten außerdem in den Stand, besser zu atmen. Dies reduziert Ermüdungserscheinungen und erlaubt kürzere Erholungszeiten. Ein weiterer Faktor ist, daß Atemmuster sich entsprechend dem Grad der Anspannung verändern, die ein Athlet jeweils empfindet. Gerolfte Spieler sind sich ihres Atems mehr gewahr und sind daher besser in der Lage, zu entspannen und ihren Streßlevel zu kontrollieren. Die Hauptsache ist die, daß Rolfing im Körper Räume öffnet, so daß die Spieler sich auf integrierte Art und Weise bewegen können. Und ich meine hier integriert nicht nur im körperlichen Sinne. Ich meine die ganze Person. Diese höhere Ebene von Integration in jedem Mitglied der Mannschaft fördert eine Situation, in der der gegenseitige Respekt füreinander größer wird. Die Spieler spüren, daß der Vorteil kooperativen Verhaltens höchst wichtig ist. Und so versucht keiner sich als Star herauszustellen, was das Team Punkte kosten kann." Einschränkend fügte Menegatti hinzu: „Freilich ist nicht jeder bereit für Rolfing. Denn es bringt Veränderungen und stimuliert persönliche Entwicklung. Und nicht jeder ist dazu bereit."

Ergänzend die Ergebnisse einer wissenschaftlichen Untersuchung, die 1973 in den USA durchgeführt worden ist. Danach ziehen sich die Muskeln gerolfter Menschen während eines Bewegungsablaufes kürzere Zeit zusammen, was auf einen gleichmäßigeren Energieverbrauch hinausläuft. Außerdem nimmt die Muskelaktivität in denjenigen Leibesregionen ab, die nicht in direkter Beziehung zur Bewegung stehen. Weniger Energie wird für unnötige Muskelaktivität verbraucht. Die Bewegungen sind geschmeidiger, weiträumiger und weniger verkrampft.

Yoga-Praktizierende schildern oftmals, daß ihr Erleben der Übungen tiefer geht als vor der strukturellen Integration. Sie können ihren Leib im Bewegungsablauf besser synchronisieren und sind fähiger, in der Anspannung einer Yoga-Position zu entspannen.

Ein anderer Aspekt gewachsenen Leibbewußtseins wurde für eine Psychotherapeutin erfahrbar, mit der ich gearbeitet habe. Sie lernte ihren Leib sensibler wahr- und ernstnehmen. Das hatte die Folge, daß sie auch ihre Patienten in deren Physis klarer wahrnahm. Hierdurch eröffnete sich ein zusätzlicher Zugang zum Patienten und zu dessen seelischen Problemen. Diese Erfahrung ist in abgewandelten Zusammenhängen für viele Menschen, die den Prozeß struktureller Integration durchlaufen haben, typisch. Sie spüren bei ihren Mitmenschen deren leib-seelische Eigenart deutlicher als dies vor der Entwicklung eigenen Leibbewußtseins der Fall war.

Seelisches Gleichgewicht und Persönlichkeitsentwicklung

Strukturelle Integration (Rolfing) erhebt nicht den Anspruch, eine Psychotherapie im engeren Sinne zu sein. Dennoch machen Menschen während des Prozesses häufig Erfahrungen, die denen einer psychotherapeutischen Behandlung entsprechen. Dazu einige Beispiele:

Wie sehr Körperspannungen und seelische Verkrampfungen oft zusammengehören, zeigt die Geschichte einer fünfzigjährigen verheirateten Frau mit drei Söhnen. Beim Einführungsgespräch war ihr dieser Zusammenhang bereits klar. Sie litt nämlich einerseits unter starken Depressionen, Schlaflosigkeit, Gefühllosigkeit und innerer Verkrampfung gegenüber ihrem Mann. Andererseits empfand sie ihren Leib als absolut starr, verhärtet, „mit einer Mauer von einem Meter Dicke" umgeben. Während der ersten Behandlung machte sie die für sie wichtige Erfahrung, wie wohltuend es ist, einmal ganz bei sich zu sein. Außerdem wurde ihr durch meine Zuwendung bewußt, wie sehr sie dies in ihrem Leben vermißte. Sie weinte, wodurch die depressive Starre aufbrach. In den folgenden Wochen konnte sie endlich wieder mehr und tiefer schlafen. Im weiteren Verlauf des Prozesses spürte sie im Umgang mit ihrem Mann und ihren Söhnen ihre eigenen Bedürfnisse deutlicher und frühzeitiger, als sie es gewohnt war. Sie begann für diese Bedürfnisse zu kämpfen und mit ihren zornigen Gefühlen in Kontakt zu kommen. Sie erlebte eine größere Bandbreite von Gefühlen, fand sich erlebnisfähiger und bekam wieder Freude am Leben. Diese seelischen Veränderungen liefen parallel zu mehr Lebendigkeit und Durchlässigkeit in ihrem Leib.

Ein Mann mit Bechterew begann während der Zeit struktureller Integration intensiver über seine Krankheit nachzudenken. Er stellte fest, daß die Krankheit eine Art Fluchtmöglichkeit aus seinem (ihn überfordernden) Beruf war. Diese Überforderung hatte er sich lange Zeit nicht eingestanden. Außerdem wurde ihm klar, daß er seine Krankheit benutzt hatte, um mehr Zuwendung zu bekommen: viele Jahre war er von seiner Krankengymnastin betreut worden. Diese Einsichten halfen ihm, seine Krankheit ein Stück weit loszulassen, wodurch größere Veränderungen in bezug auf seine Beweglichkeit möglich wurden. Er erlebte sein Verhalten als weniger zwanghaft, gewann an Selbstvertrauen und Unternehmungslust.

Ein junger Mann, der sich in harter Arbeit einen eigenen Betrieb aufgebaut hatte, spürte im Laufe der Behandlung, daß seine körperlichen Verspannungen und seine Rückenschmerzen daher rührten, daß er sich zuviel abforderte. Nach und nach lernte er, rücksichtsvoller mit sich umzugehen, nicht alles erzwingen zu müssen und die Dinge gelassener auf sich zukommen zu lassen.

Eine junge Frau erzählte mir beim Einführungsgespräch, daß sie zu ihrem Vater eine so schlechte Beziehung gehabt habe, daß sie seither jedem Mann ängstlich mißtraue. Möglicherweise war die positive Erfahrung, in einem sicheren Rahmen eine wohltuende Leiberfahrung durch die Hände eines männlichen Behandlers zu machen, ein Schlüsselerlebnis. Jedenfalls konnte sie sich wieder zugestehen, daß sie in ihrem Leben auch durch einen Mann Liebe erfahren wollte. Ihre Berührungsängste Männern gegenüber nahmen ab. Außerdem fand sie die Kraft, ein klärendes Gespräch mit ihrem Vater zu führen, in dem sie auch positive Gefühle ihm gegenüber wiederentdeckte.

Die durch Strukturelle Integration gewonnene Stabilität der Beine und Füße führt häufig auch im übertragenen Sinn zu mehr Bodenständigkeit, mehr Vertrauen in die Fähigkeit, sicher auf den eigenen Beinen stehen zu können.

Bei manchen Menschen verändert sich das Verhältnis zur eigenen Sexualität. So kommt es vor, daß der eigene Leib lustvoller empfunden wird und die eigenen sexuellen Bedürfnisse klarer werden. Nicht selten erfüllt sich für Frauen endlich der langgehegte Wunsch nach einer Schwangerschaft. Ob dies nun auf eine positive Veränderung des Hormonhaushalts oder auf eine veränderte Entspannungsfähigkeit zurückzuführen ist, das hängt sicher vom Einzelfall ab.

Ähnlich wie auf der Leibesebene scheint Strukturelle Integration auch auf der seelischen Ebene steckengebliebene Entwicklungen wieder in Gang zu bringen. Es kommt manchmal zu Nachreifungsprozessen sowie zu einer Überwindung von Stillstand in der persönlichen Entwicklung. Festgefahrene Muster des Fühlens, Handelns und Denkens lockern sich, und es eröffnen sich neue Möglichkeiten, mit Herausforderungen des Lebens umzugehen. Lange aufgeschobene Entscheidungen werden endlich getroffen und in die Tat umgesetzt. Je mehr sich der Mensch um seine innere Linie organisiert, desto leichter findet er seinen inneren Raum, ein lebendigeres Gefühl für die eigene Mitte. Und in dem Maß, wie der eigene Organismus an Ordnung im Raum gewinnt, bekommen auch das eigene Leben und die Umwelt klarere Konturen. Das Gespür für Gleichgewicht im Inneren und Ordnung im eigenen Leben wächst.

In der bereits erwähnten Studie fanden die Wissenschaftler auch Folgendes heraus: Strukturelle Integration bewirkt, daß die rechte Hälfte des Gehirns bei geistigen Aufgaben, die am besten durch diese Seite des Hirns bewältigt werden können, verstärkt beansprucht wird. Bekanntlich repräsentiert die rechte Hirnhälfte vor allem intuitives, analoges Denken, Leibeindrücke und ganzheitliche Wahrnehmung, während die linke Hirnhälfte hauptsächlich für analytisches, logisches Denken, Rechnen und Sprache zuständig ist. Eine andere Untersuchung spricht bei mit Struktureller Integration behandelten Menschen von deutlichen Unterschieden zu nichtbehandelten in den Bereichen Selbstakzeptanz, Gegenwartsbezogenheit, Beziehungsfähigkeit und Offenheit für eigene Gefühle.

Als Behandler bin ich in der Arbeit mit einem Menschen stets für die seelische Entwicklung offen, auch wenn jemand hauptsächlich wegen körperlicher Probleme zu mir kommt. Diese Offenheit sollten Klienten ebenfalls mitbringen.

Wenn umgekehrt jemand in erster Linie Unterstützung für die Lösung von Lebensproblemen sucht, so versuche ich im Vorgespräch abzuklären, ob Strukturelle Integration die angemessene Methode ist, ob Psychotherapie geeigneter wäre, oder ob eine Kombination sinnvoll ist. Generell läßt sich sagen: Wenn ein Mensch seelische Probleme sehr stark auch leiblich empfindet, also in seiner Haltung bzw. in Form chronischer Verspannungen, so ist Strukturelle Integration - mit oder ohne begleitende Psychotherapie - sicher eine gute Möglichkeit, weiterzukommen.

Nicht selten kommen Klienten, welche sich in einer Psychotherapie befinden, deren Verlauf stagniert. Hier kann durch Strukturelle Integration u.U. die Entwicklung wieder in Gang kommen. Umgekehrt kann es auch sein, daß ein Mensch erfolgreich durch seelische Krisen bzw. Persönlichkeitsveränderungen gegangen ist, seine körperliche Struktur dieser Entwicklung jedoch hinterher hinkt. Hier kann Strukturelle Integration zu einer Abrundung bzw. Vervollständigung des persönlichen Wandels beitragen.

Handicaps wie eine zusammengesunkene Haltung, ein „tolpatschiger" Gang, ungelenkes Auftreten etc. können bei den Betroffenen - besonders bei Kindern und Jugendlichen - Unsicherheit und Minderwertigkeitsgefühle hervorrufen. Es liegt auf der Hand, was eine leibliche Veränderung für diese Menschen bedeutet.

3. Die zehn Grundsitzungen

In diesem Kapitel möchte ich die Themen der zehn Grundsitzungen darstellen. Vor allem ist es als unterstützende Begleitung für diejenigen Leser gedacht, die den Prozeß struktureller Integration mitmachen. Diesen möchte ich den Rat geben, sich jeweils vor einer Sitzung nur mit dem Teil des Kapitels zu beschäftigen, der gerade in ihrem Prozeß ansteht. Vermeiden Sie es, im voraus spätere Sitzungen nachzulesen, denn dies bringt Sie vielleicht ein Stück weg vom vollen Erleben der aktuellen Sitzung.

Vorausgeschickt sei, daß Inhalte und Konzepte im Einzelfall mehr oder weniger von dem hier vorgestellten Rahmen abweichen können. Denn zum einen arbeiten die einzelnen Behandler unterschiedlich, setzen also unterschiedliche Schwerpunkte. Zum anderen werden Sie Ihren ganz persönlichen Prozeß erleben. So mag es sein, daß Ihre Motive oder Ihre individuelle Körperstruktur eine abweichende Vorgehensweise nahelegen. Außerdem kann eine Sitzung eine Eigendynamik entwickeln, die ein flexibles Umgehen mit der Situation erfordert. Die nun folgende Schilderung ist also kein starres

Konzept, sondern ein idealtypisches!

Das Gesagte gilt vor allem für die Abschnitte über *Seelische Themen*, die Sie bei der Beschreibung der einzelnen Sitzungen finden werden. Da bei dieser Methode der körperstrukturelle Aspekt im Mittelpunkt steht, werden seelische Themen nicht immer direkt, sondern eher im Kontext aufgegriffen. Inwieweit die von mir angedeuteten oder auch andere seelische Gesichtspunkte bei Ihnen eine Rolle spielen werden, hängt von Ihrer Motivation und von Ihrem ganz persönlichen Prozeß ab.

Allgemeine Hinweise

Während der Zeit Ihrer strukturellen Integration mag es eine Hilfe sein, Tagebuch über Ihre Erfahrungen zu führen. Sie können vor der ersten und nach der letzten Sitzung Gewicht und Körpergröße vergleichen.

Wenn Sie Sport oder eine fordernde Körperarbeit betreiben, sollten Sie in der Zeit Ihres Veränderungsprozesses nicht bis an die Grenzen der Belastbarkeit gehen, sich stets gut aufwärmen und etwas achtsamer als sonst mit sich umgehen.

Strukturelle Integration (Rolfing) regt den Stoffwechsel an. Trinken Sie deshalb viel in den Tagen zwischen den Sitzungen. So können Abfallstoffe und Gifte ausgeschwemmt werden.

Einige Stunden vor jeder Sitzung sollten Sie nur Leichtes essen. Schlafen Sie in der Nacht vor jeder Behandlung ausreichend lange.

Es gibt verschiedene Wege, sich von innen heraus zu öffnen. Manchmal - auch wenn Sie Schmerz empfinden - sind Visualisierungen hilfreich. Zum Beispiel, wenn Sie sich eine sich öffnende Blüte vorstellen. Oder Sie stellen sich die Hand des Behandlers als hilfreichen Freund vor, den Sie willkommen heißen. Atmen Sie in die zu behandelnde Leibesgegend hinein. Auf jeden Fall sollten Sie mit Ihrer Bewußtheit dabei sein und für Gedanken, Bilder, Gefühle und Empfindungen offen sein, die sich einstellen mögen.

Lassen Sie sich nach jeder Sitzung etwas Zeit, damit Leib und Geist ein wenig spüren können, was an Veränderungen vor sich geht. Ein Spaziergang ist eine gute Gelegenheit dazu. Gefühlswelt und Empfindungen brauchen Zeit zum Verarbeiten, bevor Sie sich wieder in den Alltag stürzen.

Nach den Sitzungen können unterschiedliche Gefühle für einen oder mehrere Tage auftreten. Nehmen Sie diese an, beobachten und spüren Sie, lassen Sie geschehen. Die Gefühle sind häufig Teil der Auflösung alter Spannungen.

Wenn Sie mehr Energie und Bewegungsdrang verspüren, gehen Sie mit diesem Bedürfnis: Tanzen Sie (ein hervorragender Weg, den Leib sich selbst entdecken zu lassen), oder schwimmen Sie, oder was immer Sie mögen. Andererseits kann auch ein größeres Schlafbedürfnis auftreten, dem Sie nachkommen sollten. Unterbrechen Sie lange Sitzperioden mit kleinen Bewegungen.

Halten Sie nicht fest an vorgefaßten Einstellungen von dem, wie Ihr Leib sein sollte. Wenn Sie durch Veränderungen gehen und sich alte chronische Haltungen und Bewegungsmuster auflösen, fühlen diese sich zunächst etwas fremd an und verunsichern Sie vielleicht ein wenig. Dann kann die Versuchung entstehen, sich auf gewohnte Haltungen und Bewegungsmuster zurückzuziehen. Dies würde aber neue Spannungen erzeugen. Lassen Sie statt dessen Ihren Leib auf seine neue Art sein - er hat viel Weisheit in sich. Sie sollten auch hin und wieder mit dem experimentieren, was Ihnen Ihr Behandler an neuen Bewegungsmöglichkeiten oder hilfreichen Wahrnehmungsübungen zeigt. Entdecken Sie die dadurch erreichbare Qualität von mehr Natürlichkeit, Bequemlichkeit und Leichtigkeit. Die Abschnitte *Zwischen den Sitzungen* bei der folgenden Beschreibung der einzelnen Sitzungen geben Ihnen zusätzliche Möglichkeiten an die Hand.

Wenn Sie sich manchmal ungewollt in alten Gewohnheiten oder Haltungen wiederfinden, seien Sie sich dessen einfach gewahr. Sie werden sich selbst zwischen alten und neuen Möglichkeiten hin und her gehend erleben. Nach und nach wird das Neue gewohnter werden. Manche Veränderungen passieren jedoch „wie von selbst", ohne daß Sie sich dessen bewußt werden.

Bleiben Sie sensibel gegenüber dem, was der Leib fühlt und tut. Wenn Sie zum Beispiel merken, daß Sie die Schultern hoch- oder den Bauch einziehen - Sie werden das im Laufe des Prozesses eher und deutlicher spüren -, erlauben Sie sich, loszulassen und in eine natürliche und angenehme Position zurückzukehren.

Strukturelle Integration macht Sie sensibler für Botschaften, die Ihnen Ihr Leib sendet. Diese können sich z.B. in dem Bedürfnis äußern, sich aufzurichten statt zusammenzusinken. Oder Sie bemerken Verspannungen. Beobachten Sie sich selbst: Verdrehen Sie sich gerade, während Sie etwas aus dem Regal nehmen? Oder Kopfweh: Was macht Ihnen gerade in Ihrem Leben Kopf-Zerbrechen? Seien Sie kreativ in Ihren Bewegungen und in Ihrer Lebensführung! Fragen Sie Ihren Behandler nach alternativen Möglichkeiten von Bewegungsabläufen usw.

Es kann sein, daß Veränderungen, die Sie nach einer Sitzung sehr klar spürten, nach einigen Tagen nicht mehr so deutlich wahrnehmbar sind. Sie sind noch da! Ihr Leib hat sich einfach daran gewöhnt und sie verinnerlicht. Es werden - meist „unangemeldet" - immer wieder Momente kommen, in denen Sie sich der Veränderungen - Leichtigkeit, Flüssigkeit, Bewegungsspielraum, Energie usw. - mehr bewußt sind, sei es bei der Arbeit, beim Spazierengehen, beim Sport usw.

Nutzen Sie diese Hinweise wie eine Landkarte, mit der Sie *Ihren* Weg eigener Erfahrungen gehen!

Die Sitzungen im einzelnen

Erste Sitzung

Sie bietet für Sie und Ihren Behandler die Gelegenheit, einen gemeinsamen Arbeitsrhythmus zu finden und die verschiedenen Regionen Ihres Leibes zu spüren.

Leib-Themen

Generell sollen in dieser ersten Stunde die großen äußeren Gewebsschichten, vor allem des Rumpfes, etwas von ihrer natürlichen Gleit- und Spannfähigkeit zurückgewinnen. Ziele sind: mehr Raum zwischen Brustkorb und Hüften bzw. zwischen Brustkorb und Schultergürtel sowie eine mehr senkrechte Position des Brustkorbs über dem Becken. Ferner geht es um Atemfreiheit und -volumen.

Seelische Themen

Unsere Art zu atmen beeinflußt direkt unsere Gefühle, und der Atem ist eine wesentliche Quelle unserer Lebensenergie. Zu wenig Einatmung: Nehme ich mir das, was ich im Leben brauche? In welchen Situationen atme ich flach oder kaum ein? Was fühle ich dann? Zu wenig Ausatmen: Versuche ich im Leben alles für mich zu behalten? In welchen Situationen atme ich kaum aus? Was fühle ich dann? Was will ich nicht loslassen oder ausdrücken?

Zwischen den Sitzungen

Setzen Sie sich einmal mit zusammengesunkenem Oberkörper hin und spüren Sie die Atmung in dieser Haltung, indem Sie voll ein- und ausatmen. Dann

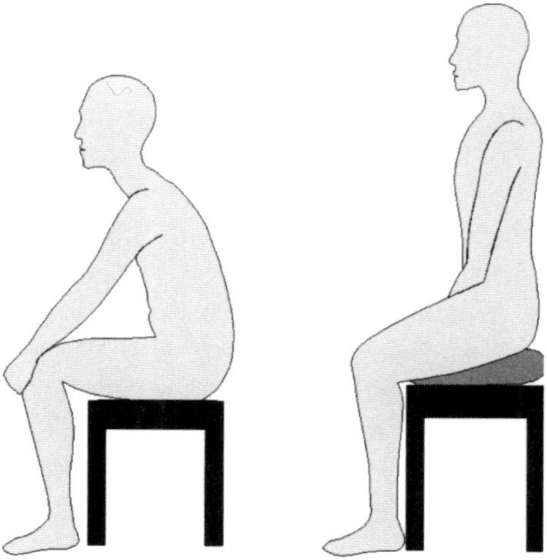

Abb.9
links: zurückgekipptes Becken, eingesunkener Brustkorb
rechts: aufgerichteter Oberkörper über dem nach vorn gerollten Becken

rollen Sie das Becken so weit nach vorn, bis Sie auf dem vorderen Teil Ihrer Sitzbeine sitzen. Diese Haltung richtet auch den Oberkörper auf. Nun atmen Sie wieder voll ein und aus. Die Schultern dabei entspannt lassen. Wie groß ist Ihr Atemvolumen jetzt? Nehmen Sie Abb.9 bei dieser Übung zu Hilfe.

Zweite Sitzung

Leib-Themen

In dieser Sitzung beginnen wir, Bein- und Rückenstruktur neu zu ordnen. Es geht vor allem um die Verbesserung der Gesamtstatik des Körpers durch angemessene Ausrichtung der Grundbausteine (Füße und Beine). Da die Füße und Beine bei jedem Schritt die Art des Bodenkontaktes und den Bewegungsablauf in Bekken und Oberkörper weitergeben, sind sie eine Schaltstelle des Bewegungsimpulses in den Gesamtorganismus hinein. Umgekehrt verteilt ausbalanciertes Gehen das Körpergewicht gleichmäßig über den Fuß, wobei eine ausgewogene Spannung in den Fußgewölben und die scharnierartige

Funktionsweise der Sprunggelenke eine wesentliche Rolle spielen.

Seelische Themen

Kann ich auf meinen eigenen Füßen stehen oder bin ich unselbständig und abhängig von anderen? Erfahre ich in meinem Leben genügend Selbstunterstützung und Sicherheit? Habe ich einen eigenen Standpunkt? *Verstehen* kommt von *Stehen*. Stehe ich in meinem Leben auf dem Boden der Tatsachen? Oder habe ich vielleicht sogar zuviel Erdenschwere? Kralle ich mich aus Lebensangst am Boden fest? Bin ich zu unflexibel, meinen Standpunkt auch einmal zu verändern?

Zwischen den Sitzungen

Stellen Sie sich beim Gehen ab und zu vor, daß von weit vor Ihnen zwei Bindfäden bei jedem Schritt die Knie abwechselnd waagerecht nach vorn ziehen. Ein Bindfaden also für jedes Knie, die Fäden laufen parallel. Statt der Bindfäden können Sie sich auch vorstellen, die Knie seien zwei Scheinwerfer, die beim Gehen parallel und waagerecht nach vorn leuchten. Versuchen Sie aber nicht, Ihren Gang bewußt zu verändern! Stellen Sie sich nur das Bild vor und laufen Sie einfach los.

Dritte Sitzung

Leib-Themen

Senkrechte Ausrichtung der Körpersegmente von den Seiten her. Durch Verlängerung der Körperseiten soll eine Balance zwischen Vorder- und Rückseite angestrebt werden. Dieses Gleichgewicht ist ablesbar an einer senkrechten Seitenlinie, die *annähernd* durch Ohren, Schultergelenk, Hüftgelenk, Knie und Fußknöchel führt.

Annähernd deshalb, weil die Schwerpunkte der Körpersegmente nicht ganz genau auf der Seitenlinie liegen, sondern sich - je nach Segment - ein klein wenig davor bzw. dahinter befinden sollten. So findet sich im Idealfall das Hüftgelenk des ein wenig nach vorn-unten geneigten Beckens ein bißchen *hinter* dem Seitenlot.

Besonderes Augenmerk gilt auch der Stellung und Freiheit des Schultergürtels. Er soll entspannt *auf* dem Brustkorb ruhen; die Arme hängen locker an den Seiten herab.

Durch Förderung der Zwerchfellfunktion, durch Raumvergrößerung in der Lendenwirbelgegend und zwischen den Rippen, vor allem um die 12. Rippe, wird das Thema Atmung aus der 1. Sitzung wieder aufgegriffen (Abb.10). Freies diagonales Schwingen der Arme beim Gehen kann ebenfalls Gegenstand der Sitzung sein.

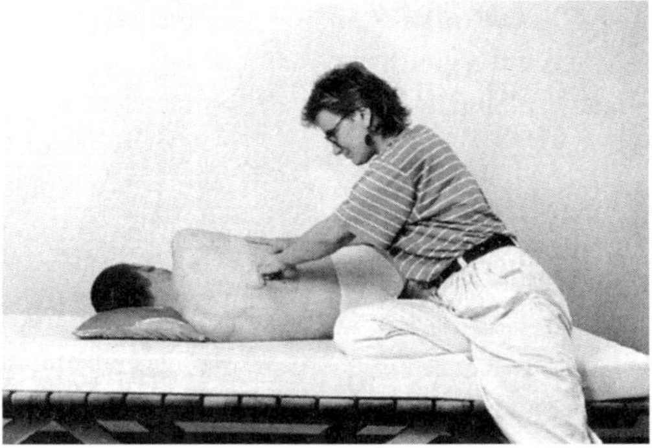

Abb.10 Befreiung des Brustkorbs

Seelische Themen

Vorbemerkung: Es kann sein, daß diese Themen auch oder vor allem erst in den Sitzungen 8 und 9 zum Tragen kommen. Die ausstreckende Bewegung der Arme hat auf der seelischen Ebene zwei Bedeutungen. Die erste ist das Herstellen von zwischenmenschlichem Kontakt, das Geben und Empfangen. Die zweite Bedeutung beinhaltet das Wegstoßen, das sich Wehren und den Ausdruck von Ärger. (Im Englischen kommt dies zum Ausdruck durch die doppelsinnige Bedeutung des Wortes *arms*: Es bedeutet nämlich sowohl *Arme* als auch *Waffen*.) Die Rumpfseiten unterstützen die Arme und sind der Ausdruck von Unterstützung in der Beziehung zu anderen Menschen („Ich stehe dir zur Seite").

Zu diesen Themen stellen Sie sich folgende Fragen: Kann ich andere um Hilfe bitten? Umgekehrt: Gebe ich anderen Menschen genügend Unterstützung? Halte ich zärtliche Gefühle bzw. Wut und Frustration in den Armen fest, anstatt sie auszudrücken? Kann ich die Arme manchmal nicht locker lassen, weil ich mich unsicher fühle? Begegne ich Herausforderungen im Leben mit hängenden oder vielleicht mit krampfhaft zurückgezogenen Schultern?

Zwischen den Sitzungen

Spüren Sie ab und zu in Schultern und Arme hinein, ob Sie sie locker lassen oder festhalten. Wenn Sie eine Anspannung spüren, dann erlauben Sie beim Ausatmen Schultern und Ellbogen schwer zu werden und nach unten zu sinken. - Tragen Sie Taschen u.ä. nicht immer einseitig, sondern abwechselnd mal links, mal rechts. Verteilen Sie eingekaufte Waren auf zwei Tüten, so daß Sie besser ausbalanciert tragen.

Atmen Sie einmal in Rückenlage (mit aufgestellten Beinen) oder auch im Sitzen und Stehen bewußt und sanft in die Flanken - also in den Raum zwischen Rippen und Beckenseiten - hinein. Spüren Sie dort die leichte Ausdehnung beim Einatmen, und tun Sie dann dasselbe für den unteren Rücken.

Vierte Sitzung

Leib-Themen

Die Sitzungen 4 bis 7 beschäftigen sich intensiv mit der Harmonisierung von Stellung und Ausdehnung des *Kern*bereiches des Organismus. Unter Kernbereich verstehen wir den inneren Raum, der - von Muskeln und Bindegewebshüllen eingegrenzt - die inneren Organe und Eingeweide beherbergt. Dieser Innenraum reicht von Nase und Rachen bis hinab zum Beckenboden. Die Arbeit an den inneren Gewebestrukturen soll gleichzeitig die Ausdehnung der senkrechten inneren Linie des Körpers fördern. Wesentlich für diese Zielsetzung ist die Herstellung einer ausbalancierten Beckenstellung, die in den Sitzungen 4 bis 6 eine besondere Rolle spielt.

In dieser Sitzung geht es um die Organisierung und Befreiung der Gewebestrukturen, die von unten her den Kernbereich begrenzen. Dies sind der Beckenboden und die Muskeln der Beininnenseiten. Das Thema der Stellung von Beinen und Füßen (2. Sitzung) wird unter neuen Aspekten und auf einer tieferen Ebene wieder aufgegriffen (Abb.11). Die Arbeit an den inneren Bindegewebsschichten um die Wirbelsäule herum kann ebenso als Arbeit an der Hülle des Kernbereichs angesehen werden.

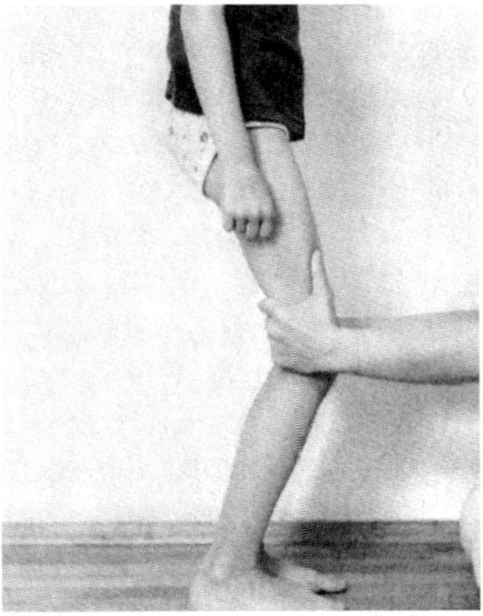

Abb.11 Fördern der Scharnierfunktion der Beingelenke

Die Qualität eines mühelosen und flüssigen Gehens steht ebenso im Mittelpunkt wie die optimale Funktion der Beckenbodenmuskulatur. Deren ausgewogener Spannungszustand gibt erstens den Verdauungs- und inneren Geschlechtsorganen eine ausreichende Stütze, zweitens ermöglicht er die ungehinderte Atmungsausdehnung nach unten hin und drittens dient er einer freien Beweglichkeit von Beinen und Becken.

Seelische Themen

Das Thema ist hier Kontrolle und Loslassen von Kontrolle. Einer der ersten Akte von Selbstkontrolle, die wir als Kind gelernt haben, war das Toiletten-Training durch Kontrolle der Beckenbodenmuskeln. Später wurde persönliche Kontrolle vielleicht damit gleichgesetzt, sich nie gehen zu lassen, keine Gefühle aus sich herauszulassen, niemals aufzugeben usw. Nun ist Selbstkontrolle in bestimmten Situationen durchaus angemessen. Dazu gehört Willenskraft und Durchhaltevermögen. Beide Fähigkeiten - Kontrolle und Loslassen - spielen im Leben eine wichtige Rolle: in Beziehungen, in der Sexualität, bei der Arbeit usw. Ein häufiges Hindernis dabei ist Angst. Wie sieht diese manchmal nicht einfache Wahl zwischen

Loslassen und Kontrolle bei mir aus? Welche Rolle spielen Ängste dabei? In welchen Situationen spanne ich den Beckenboden an?

Zwischen den Sitzungen

Beim Gehen können Sie den Beckenboden abwechselnd anspannen und loslassen. Wie wirken sich beide Möglichkeiten auf den Gang aus?

Falls es Ihnen schwerfällt, die Beckenbodenmuskulatur anzuspannen, wenn die Spannung also zu gering ist (trifft eher bei Frauen als bei Männern zu), trainieren Sie diese. Stellen Sie sich vor, Sie wollen den Urin zurückhalten, und spannen Sie die entsprechende Muskulatur an. Dann wieder loslassen usw. Ein hilfreiches Büchlein in diesem Zusammenhang: *Helle Gotved, Beckenboden und Sexualität. Wirkungsweise und Kräftigung der Muskulatur, Stuttgart, 1983.*

Stellen Sie sich öfters vor, daß Sie in den Beckenboden hineinatmen, sei es im Stehen, Liegen (mit aufgestellten Beinen) oder im Sitzen.

Fünfte Sitzung

Leib-Themen

Neuordnung des räumlichen Verhältnisses zwischen Beckenboden und Zwerchfell sowie zwischen inneren Schichten des unteren Rückens und der Rumpfvorderseite. Dabei geht es auch um ein Spannungsgleichgewicht zwischen tiefer und oberflächlicher Bauchmuskulatur(Abb.12).

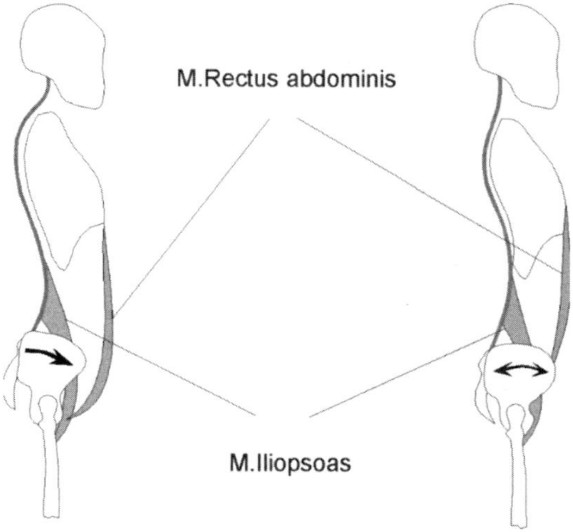

Abb12

links: Verkürzte Darmbeinmuskulatur (M. iliopsoas)
rechts: Ausgeglichene Spannung zwischen Darmbeinmuskulatur und gerader Bauchmuskulatur (M. rectus abdominis)

Ein Schlüsselmuskel ist die paarige Lendendarmbeinmuskulatur (Iliopsoas). Bei angemessener Spannung trägt sie zu einem normalen Verlauf der Lendenwirbelsäule bei. Ferner erleichtert sie Rumpf, Becken und Beinen, eine ausgewogene Stellung zueinander zu finden. Was strukturell geschieht, wenn die Iliopsoas-Muskeln verkürzt und die gerade Bauchmuskulatur (Rectus abdominis) nachgibt, zeigt Abb.12 (links) deutlich: das Becken kippt nach vorn-unten, der Bauch fällt vor, die Lendenwirbelsäule wölbt sich zu weit vor.

Die Arbeit an Bindegewebshüllen und Bändern innerer Organe löst tiefsitzende Restriktionen im Brust- und Bauchraum, welche häufig strukturelle Probleme von innen her verursachen.

Kommen wir zu den funktionalen Zielen dieser Sitzung: Es gibt zwei Arten des Gehens. Die eine weit verbreitete ist die extrinsische, also mehr von äußeren Muskeln bewerkstelligte Gehweise, bei der das Bein durch den M. rectus femuris nach vorn angehoben wird (Abb.13, links). Beim intrinsischen Modus geht der Bewegungsimpuls hingegen *primär* vom innen befindlichen Lendendarmbeinmuskel aus (Abb.13, rechts). Letzteres ermöglicht eine mühelosere und anmutigere

Gehweise. Eine Voraussetzung dafür ist, daß die Lendendarmbeinmuskulatur aktionsfähig ist. Diese Fähigkeit gilt es zu fördern.

Weitere physiologische Ziele dieser Sitzung sind eine freiere Atmung in Brust und Bauch sowie angemessener Raum und ausreichende Beweglichkeit für eine optimale Funktionalität der inneren Organe.

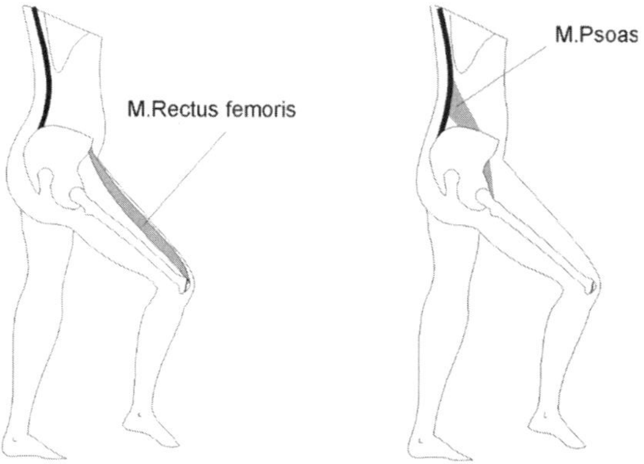

Abb.13

Seelische Themen

Bauch und Brustkorb sind häufig die Regionen, in denen Gefühle durch Verhärtung der Muskelhäute und Muskeln sowie ein „Gefrieren" der inneren Organe festgehalten werden. Welche Gefühle unterdrücke oder vermeide ich? In welchen Situationen halte ich den Atem an? Bewußtes Atmen kann die Gefühlsempfindungen wieder in Fluß bringen.

Zwischen den Sitzungen

Stellen Sie sich beim Gehen vor, daß die Beine nicht in den Hüftgelenken beginnen, sondern unterhalb des Brustkorbs unmittelbar vor der Lendenwirbelsäule. Lassen Sie diese Vorstellung wirken, kontrollieren und verändern Sie also nicht bewußt Ihren Gang.

Eine Übung für die Aktivierung der Iliopsoas-Muskulatur: In Rückenlage - Beine aufgestellt - wiegen Sie in kleinen Schaukelbewegungen das Becken vor und zurück. Erlauben sie, daß die sanfte Bewegung vom unteren Rücken aus beginnt. Dies hilft, das Becken tatsächlich nur von innen her mit den Lendendarmbeinmuskeln (Iliopsoas-Paar) zu bewegen. Bauch- und Beckenbodenmuskulatur entspannt lassen.

Sechste Sitzung

Leib-Themen

Wieder geht es um den Kernbereich des Organismus, diesmal um den rückwärtigen Aspekt (Abb.14). Die Stellung des Beckens, ferner ebenso flexible wie stabile Gelenke zwischen Kreuzbein und Hüftknochen sowie die richtige Kreuzbeinstellung sind wesentliche Ziele dieser Stunde, damit die Wirbelsäule sich gerade und entspannt über Becken und Kreuzbein aufrichten kann. Eine optimale Ausrichtung der Beine ist sowohl Voraussetzung wie Ergebnis der oben genannten Ziele.

Fließende, geradeaus gerichtete Bein-

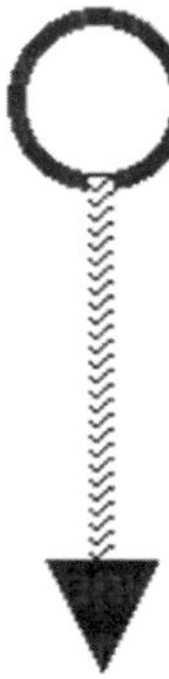

Abb.14 Verbindung zwischen Schädel und Kreuzbein

bewegungen beim Gehen, eine bei Bewegung und Atmung feinschwingende Wirbelsäule sind die funktionellen Schwerpunkte. Die Wirbelsäule soll sich im Gehen, Beugen und Stehen ihre Länge bewahren können. Ferner geht es um eine ausreichende und ausgewogene Bewegungsfreiheit der Hüft- und der Kreuzbeingelenke. Anknüpfend an die vierte Sitzung geht es auch nochmals um die rechte Spannung des Beckenbodens.

Seelische Themen

Die Körperrückseite ist die Seite, die wir der Welt vorenthalten, die wir zurückhalten. Sie beherbergt unsere Schattenseiten, die wir so manches Mal auch vor uns selbst nicht wahrhaben wollen. Wie steht es bei mir damit?

Wenn wir Angst haben, ziehen wir unser Schwanzrelikt, das Steißbein, ein, indem wir die Gesäßmuskulatur anspannen. Dies verhindert Selbstausdruck, Stärke und Kreativität.

Zwischen den Sitzungen

Egal, ob Sie Bauch- oder Brustatmer sind, stellen Sie sich öfter einmal vor, daß Sie beim Atmen die Luft in den oberen oder unteren Rücken hineinschicken. Dies erleichtert die Atmungstiefe, entspannt den Rücken und bringt uns in Kontakt mit den eigenen Gefühlen. Das Spüren und Atmen in den Bereich der Brustwirbelsäule zwischen den Schulterblättern stärkt die Ich-Kräfte und sorgt für mehr Klarheit und Besonnenheit immer dann, wenn wir durch eingefahrene oder überwältigende Gefühle daran gehindert werden, Abstand zu gewinnen.

Siebte Sitzung

Leib-Themen

Verlängerung und Erweiterung des Kernbereichs werden abgeschlossen durch die Arbeit an der oberen Begrenzung des inneren Raums. Nachdem sich in den vorhergehenden Sitzungen die bodennahen Leibsegmente um die innere Linie herum besser ausbalanciert haben, ist nun das Fundament vorhanden, auf dem sich Hals und Kopf müheloser aufrichten können. Ein weiteres Thema sind die Entspannung der Gesichtsmuskulatur, die Ausbalancierung der Kiefergelenke und eine Erweiterung des Schädelinnenraumes.

Freiheit, Unabhängigkeit und Ausgewogenheit der Bewegung von Nacken, Unterkiefer und Kopf sind Voraussetzung für eine erweiterte Wahrnehmung der Umwelt sowie für flexible *und* zielgerichtete Ausrichtung von Bewegungsintentionen.

Seelische Themen

Trage ich die Nase immer oben oder laufe ich mit gesenktem und eingezogenem Kopf durchs Leben? Wie nehme ich in dem einen oder dem anderen Fall meine Umwelt wahr?

„Beiß' die Zähne zusammen!" oder „Da mußt du dich durchbeißen!" – das sind Aufforderungen, die so mancher von uns verinnerlicht hat. Manchmal kann das bis zum nächtlichen Zähneknirschen gehen. Hier klingt das Thema Loslassen oder Festhalten aus der vierten Sitzung wieder an.

Wie nehme ich meine Umwelt wahr? Ist die Wahrnehmung eingeengt auf den unmittelbaren Gegenstand meiner Aufmerksamkeit oder kann ich auch Vorgänge/Gegenstände in der Peripherie wahrnehmen? Und schließlich: Kann ich mich selbst auch als Wahrnehmender wahrnehmen?

Zwischen den Sitzungen

Stellen Sie sich vor, Ihr Kopf sei ein Gasballon, der nach oben schwebt. Und zwar in senkrechter Verlängerung der Halswirbelsäule. Dabei weder das Kinn hochziehen noch den Nacken überstrekken.

Stellen Sie sich ab und zu vor, Ihre Augen säßen nicht an der Vorderseite des Kopfes, sondern tief in der Mitte des Kopfes. Von dort lassen Sie entspannt die Bilder von außen hereinkommen, anstatt angestrengt in die Außenwelt zu starren. Neben entspanntem Sehen begünstigt diese Übung die Senkrechte von Kopf und Hals.

Für beide Übungen gilt wieder: nicht gewollt etwas verändern, sondern die Bilder in sich und für sich arbeiten lassen.

Achte und neunte Sitzung

Die letzten drei Sitzungen dienen dazu, die neugeordneten Teilstrukturen in Übereinstimmung zu bringen, d.h. zu einer harmonischen Ganzheit zu entwikkeln. Themen der ersten sieben Stunden werden u.U. noch einmal aufgenommen, wobei nun die Betonung auf der Stimmigkeit im Zusammenhang des Leibganzen liegt.

Leib-Themen

Es geht in der achten Sitzung vor allem um das statische Gleichgewicht des Körpers im Ruhezustand, in der neunten steht der Bewegungsaspekt im Vordergrund. Beide Sitzungen beschäftigen sich noch einmal intensiv mit der Waagerechten von Becken- und Schultergürtel (Abb.15) sowie mit ihrer Verbindung durch die Leibesmitte hindurch (Abb.16). Mehr noch als in den vorherigen Sitzungen wird die strukturelle Ordnung der Gürtel somit in ihrer Beziehung zum Kernbereich und zur inneren Linie, also zum Innenraum des Gesamtorganismus, behandelt. Oft wird in der achten Sitzung mehr an Beckengürtel und Beinen, in der neunten mehr an Schultergürtel und Armen gearbeitet.

Im Vordergrund stehen effektivere Bewegungsmuster von Armen und Beinen, wobei eine Verbundenheit beider Gürtel mit der Leibesmitte angestrebt wird. Wichtig ist auch die diagonale (kontralaterale) Verbindung vom Arm der jeweils einen Seite zum Bein der jeweils anderen Seite. Außerdem soll das Zusammenspiel von inneren und äußeren Schichten der Muskulatur harmonisiert werden.

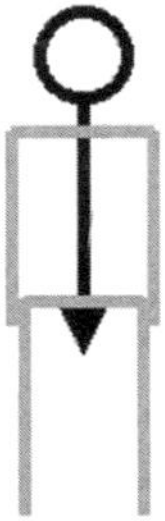

Abb.15
Horizontale Anordnung von Schulter- und Beckengürtel

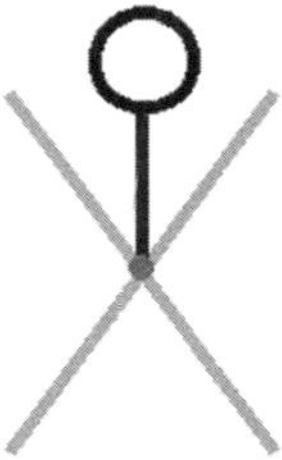

Abb.16
Diagonale Verbindung der Gürtel durch den Kernbereich

Seelische Themen

Die innere Linie und der Kernbereich des Leibes sind Repräsentanten des Seins. Schultern und Arme sowie Becken und

Beine, also die Gürtel, sind Repräsentanten des Tuns. Sein und Handeln sollten in einem harmonischen Verhältnis zueinander stehen. Wie ist es bei mir? Verliere ich bei den Aktivitäten des Alltags allzuoft den Kontakt zu mir selbst? Ruhe ich genügend in mir oder lasse ich mich von inneren und äußeren Zwängen treiben? Horche ich genügend auf meine innere Stimme, die mir sagen möchte, was mir jetzt gut tut und was richtig für mich ist?

Zwischen den Sitzungen

Stellen Sie sich vor, Ihr Brustkorb sei ein Gasballon, dessen Mittelpunkt sich in der Mitte zwischen Sonnengeflecht (dort, wo die Rippen sich am unteren Ende des Brustbeins treffen) und den Wirbeln, die auf dieser Höhe liegen, befindet. An diesem Ballon ist das Becken als Passagierkorb aufgehängt. Jetzt stellen Sie sich im Stehen oder Gehen vor, daß der Ballon von seinem Mittelpunkt her aufwärts schwebt, während der Korb, das Becken also, frei unter dem Ballon schwingt.

Stellen Sie sich beim Gehen vor, daß die Beine sich nicht von den Hüftgelenken her bewegen, sondern von der Gegend her, die ich oben als Ballonmittelpunkt beschrieben habe.

Die folgende Übung hilft, die Arme mehr aus der Mitte heraus aktiv werden zu lassen. Wenn Sie einen Arm bzw. beide bewegen oder während des diagonalen Armschwingens beim Gehen stellen Sie sich vor, Ihr(e) Arm(e) begännen nicht in den Schultern, sondern in der Gegend des Übergangs von der Brustwirbelsäule zur Lendenwirbelsäule.

Eine Übung zur Entspannung der Schultern: Sie wollen den Arm nach vorn oder seitlich anheben. Bevor Sie den Arm bewegen, erlauben Sie - ausatmend - Ellbogen und Schulter, nach unten zu sinken (nicht herunterziehen, sondern schwer werden lassen). Erst jetzt den Arm langsam in die gewünschte Richtung bewegen. Während der Bewegung achten Sie darauf, daß die Schulter offen und entspannt bleibt. Jetzt probieren Sie einmal als Kontrast die Armbewegung unter bewußter Anspannung des Schulterbereichs. Merken Sie Unterschiede? Diese Übung können Sie variiert vielfach in den Alltag integrieren (Tasse anheben, telefonieren usw.).

Zehnte Sitzung

Leib-Themen

Die Gesamtintegration wird abgerundet, wobei zwei umfassende Ziele der Strukturellen Integration besondere Beachtung finden. Zum einen geht es für den Menschen um das Erleben der inneren Linie, um die sich der Leib herum organisiert. Zum zweiten gilt das besondere Augenmerk der waagerechten Ausrichtung und Beweglichkeit der paarig angeordneten Gelenke (Sprunggelenke, Knie- und Hüftgelenke, Schultergelenke usw.).

Dementsprechend geht es um das freie Spiel der Gelenke sowie um eine flexible innere Achse, die sich nach oben und unten von der Leibesmitte her ausdehnen kann. Fließende und verbundene Bewegungen sind Kennzeichen dieser Gesamtintegration.

Seelische Themen

Die Gelenke sagen etwas über die Reife des Menschen aus. Stabile und frei bewegliche Gelenke sind Ausdruck des Erwachsenen - Kinder haben noch vergleichsweise instabile, ältere Leute eher starre Gelenke. Auf der seelisch-geistigen Ebene bedeutet Erwachsensein: Stabilität *und* die Fähigkeit, sich auf neue Situationen einzustellen. Reife bedeutet ferner: innere seelische und leibliche Grenzen anzunehmen und gleichzeitig kreativ mit ihnen umzugehen. Wie sieht das bei mir aus?

Integration des Leibes zu einer Ganzheit bedeutet, daß die Teile eine harmonische Einheit bilden, indem sie sich lebendig aufeinander beziehen. Auch unser Leben besteht aus Einzelbereichen wie Partnerbeziehung, Liebe, Arbeit, Erholung, Freundschaft, Interessen, Geistesleben usw., die - in einem bestimmten Gleichgewicht zueinander stehend - sich aufeinander beziehen, sich gegenseitig durchdringen sollten. Gibt es diese Balance in meinem Leben? Oder sind die Bereiche voneinander getrennt und entfremdet? Gibt es Bereiche, die alle anderen verdrängen bzw. solche, die zu wenig Raum einnehmen?

Sie werden wahrgenommen haben, daß mit dem Fortschreiten des Prozesses struktureller Integration Ihre bewußte Aktivität in diesem Prozeß zugenommen hat. Je differenzierter Sie sich wahrgenommen haben, je mehr Sie in Kontakt mit sich selber und Ihrer Ganzheit gekommen sind, desto mehr Eigenverantwortung haben Sie übernommen. Auch dies ist - nicht nur im leiblichen, sondern auch im geistig-seelischen Sinne - ein Kennzeichen von Reife. Bin ich im Leben bereit, für mich selber verantwortlich zu sein? Fülle ich den gewonnenen Freiraum aus, indem ich mein Leben bewußt gestalte?

Nach der Sitzung

Vergegenwärtigen Sie sich die Aufwärtsrichtung des Kopfes. Nehmen Sie die leichte Entspannung in der Wirbelsäule wahr, wenn Ihr Kopf sich ein wenig vom Hals nach oben abhebt. Während Sie diesen sanften Zug nach oben spüren, nehmen Sie auch ihr Eigengewicht wahr, das Ihre Arme und Schultern frei nach unten hängen läßt (wie einen Mantel auf dem Kleiderbügel).

Erspüren Sie die innere Linie: Sie beginnt am Boden zwischen den Fußknöcheln, verläuft zwischen den Beinen zur Beckenbodenmitte, setzt sich fort entlang der Vorderseite von Kreuzbein und Wirbelsäule bis in die Kopfspitze. Nehmen Sie wahr, daß diese Linie sich einerseits hinunter zur Erde erstreckt (Unterstützung und Standfestigkeit gebend) und sich andererseits nach oben zum Himmel verlängert (Leichtigkeit und Auftrieb verleihend).

Offenes Ende

Der Abschluß der Grundserie der Strukturellen Integration ist ein *offenes* Ende.

Die Monate nachher sind eine Zeit der weiteren Verarbeitung der Impulse, die Sie im Verlauf der Sitzungen bekommen haben. Dabei wird Ihnen die Schwerkraft indirekt helfen, denn sie unterstützt Sie nun besser, da Ihr Organismus optimaler auf sie eingestellt ist.

Bleiben Sie aufmerksam für alle Veränderungen leiblicher wie seelisch-geistiger Art, die sich weiterhin einstellen mögen. Seien Sie sich Ihres Leibes stets gewahr, nehmen Sie seine Signale wahr. Denn unser Leib antwortet immer auf innere und äußere Impulse (Abb.17). Experimentieren Sie mit Ihren neuen Möglichkeiten.

Benutzen Sie hin und wieder dieses Kapitel über die Grundsitzungen, besonders die allgemeinen Hinweise zu Beginn sowie die Abschnitte *Seelische Themen* und *Zwischen den Sitzungen*. Das nächste Kapitel *Anregungen für den Alltag* enthält zusätzliche praktische Tips.

Bei aller Ernsthaftigkeit sollten Sie aber nie vergessen: Es geht nicht um verbis-

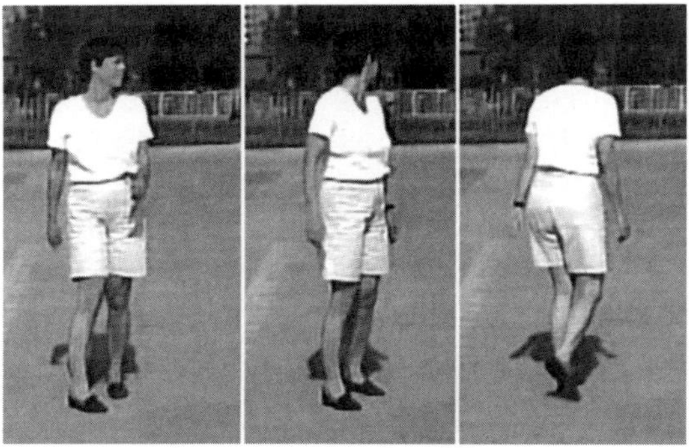

Abb.17 Eine innere oder äußere Wahrnehmung erregt die Aufmerksamkeit. Der Leib folgt dieser Richtungsänderung der Aufmerksamkeit mit einer Richtungsänderung der Bewegung. Bewegung ist somit immer eine Antwort, eine Geste.

senes Einüben neuer Haltungen, sondern um spielerisches „am Ball bleiben".

Darüber hinaus gibt es viele Möglichkeiten, sich durch Leib- und Bewegungserfahrungen weiterzuentwickeln: Rolf Movement (eine Bewegungsarbeit mit dem originären Ansatz der Strukturellen Integration), Eurythmie, Alexandertechnik, Aikido, Feldenkrais, Tanztherapie, Yoga usw.

Der Abschluß der Grundserie bedeutet auch insofern ein offenes Ende, als Ihr Prozeß der Strukturellen Integration sich durch weitere Sitzungen fortsetzen läßt. Nach einer gewissen Verarbeitungszeit - in der Regel ein halbes Jahr - können Sie Ihre Erfahrungen und die erreichten Ergebnisse in einzelnen Nachsitzungen auffrischen bzw. festigen.

Falls in der Zukunft ein Unfall, eine Operation, ein seelisches Trauma o.ä. Sie aus dem Gleichgewicht bringt, ist die Aufarbeitung eines solchen Ereignisses natürlich sinnvoll.

Neben diesen Nachsitzungen gibt es auch Fortgeschrittenen Sitzungen. Diese bauen auf den Ergebnissen der Grundserie auf und entwickeln sie weiter.

4. Anregungen für den Alltag

Ergänzend zu den vor allem im dritten Kapitel gegebenen praktischen Hinweisen möchte ich an dieser Stelle noch einige konkrete Anregungen für den „bewegten" Alltag geben.

Schuhe - die zweite Haut der Füße

Dieses Bild gilt abgewandelt zwar für unsere Kleidung insgesamt, doch beeinflußt besonders das Schuhwerk, das wir tragen, in hohem Maße die Qualität unserer Bewegung. Es gibt ein paar Faustregeln, die beim Schuheinkauf zu beachten sind, wenn wir es gut meinen mit unseren Füßen:

- Es muß genügend Platz für Beugung und Streckung des Fußgewölbes geben.
- Die Schuhe sollten eine scharnierartige Bewegung zwischen Knöcheln und Ferse sowie zwischen Mittelfuß und Zehen erlauben. Am besten einige Minuten probegehen!
- Das Fußbett sollte so gearbeitet sein, daß es sich nicht in das innere Längsgewölbe des Fußes drückt und so das Körpergewicht auf die Außenkante bringt.

- Fußbett und Sohle sollten dem Fuß erlauben, sich wechselndem Untergrund anzupassen und gut abzurollen. Holzsohlen, Clogs usw. sind insofern ungeeignet.

- Sandalen ohne Riemen an der Ferse zwingen die Zehen dazu, das Schuhwerk ständig festzuhalten, was zum einen das Abrollen des Fußes einschränkt und zum anderen zu chronischen Verkürzungen der entsprechenden Muskeln und zur Verspannung der Wadenmuskeln führt.

- Die Schuhe sollten einen gleitenden Übergang von langsamer zu schneller Bewegung ermöglichen. (Kann ich bequem in den Schuhen losrennen, um den Bus zu erreichen?)

- Negativabsätze können *vorübergehend* sinnvoll sein; aber nur, wenn das Becken strukturell zu sehr vornüber geneigt ist und die Beinrückseiten chronisch verkürzt sind (etwa durch jahrelanges Tragen von Stöckelschuhen).

Über das Sitzen

Zunächst einige Hinweise, wie Sie die Sitzübung aus der ersten Stunde vertiefend fortsetzen können:

• Die Sitzgelegenheit sollte eine Höhe haben, welche die Knie ein wenig tiefer stellt als die Sitzknochen.

• Die Füße sollen sich nicht zu weit vor oder hinter den Knien befinden, weil Ihnen sonst die Unterstützung fehlt und das Becken nicht seine angemessene Stellung finden kann.

• In eine optimale, d.h. leicht nach vorn-unten geneigte Position des Beckens kommen Sie, indem Sie das Becken um eine gedachte innere Achse, die ein wenig oberhalb beider Hüftgelenke quer durch das Becken führt, nach vorn drehen; und zwar, bis Sie spüren, daß Sie auf der Vorderseite der Sitzknochen sitzen. Viele Menschen befürchten, dabei zu sehr in ein *Hohlkreuz* zu kommen. Diese Furcht ist unbegründet, wenn Sie beim Beckenrollen den Bauch locker lassen und *nicht* die Rückenmuskulatur zusammenziehen, während Sie das Becken nach vorn rollen. Manche Menschen empfinden ein Keilkissen als hilfreich für die richtige Beckenstellung.

• Wenn der untere Rücken immer noch zu sehr spannt, weil Sie einen starken Rundrücken haben, lassen Sie den ganzen Oberkörper *von den Hüftgelenken her* langsam ein wenig nach vorn pendeln, bis Sie spüren, daß Sie die Spannung im Rücken vermindern können und daß Sie im Gleichgewicht sind.

• Da das Gewicht des Rumpfes jetzt *vor* den Hüftgelenken nach unten geht, sollte sich Ihr Oberkörper mühelos auf dem Becken aufstützen können, was den Rükken entlastet und eine Entspannung von Nacken und Schultern ermöglicht.

• Minimale Bewegungen der Wirbelsäule verhindern eine starre Sitzhaltung, verbessern den Stoffwechsel in den kleinen Muskeln sowie den Gelenken der Wirbelsäule und halten die Aufmerksamkeit wach. Stellen Sie sich vor, die Wirbelsäule sei ein Schilfrohr oder Bambusstock, das bzw. der sich sanft im Wind bewegt.

• Aus der optimalen Sitzposition heraus können Sie sich leicht und rückenschonend nach vorn oder unten beugen (Abb.18). Wichtig ist, daß Sie die Sitzknochen dazu nach hinten schieben und sich aus den Hüftgelenken heraus bewegen. Der Bauch bleibt entspannt, so daß der Rumpf eine leicht nach vorn konvexe Biegung behält.

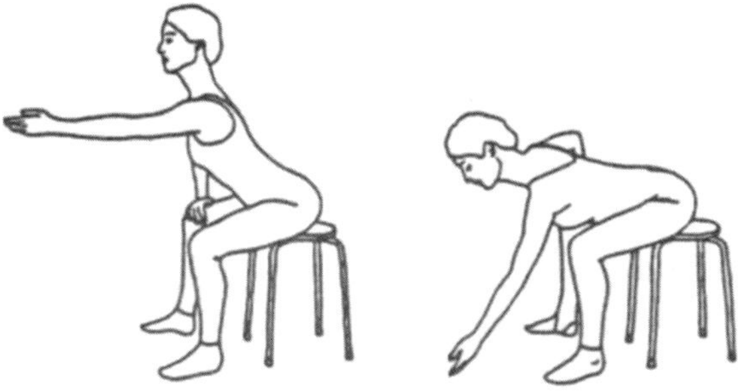

Abb.18

Ein Design der Sitzgelegenheiten, welches dem Menschen unter strukturellen Gesichtspunkten gut tut, gibt es leider (noch) kaum.

Dies gilt zum Beispiel für die Autositze. Die meisten sind so geformt, daß das Becken nach hinten abwärts kippt; der Fahrer sitzt eher auf dem Steißbein anstatt auf den Sitzknochen. Eine derart zurückgesunkene Haltung verhindert geschmeidige Körperreaktionen und führt zu typischen Erscheinungen wie weher Nacken, steife Schultern und Kreuzweh.

Wie kann man sich selber helfen? Zunächst einmal sollte der Autositz soweit wie möglich in eine Position gebracht werden, die wenigstens eine annähernd horizontale Sitzfläche und eine annähernd vertikale Rückenlehne bietet. Ein Keilkissen kann zusätzlich das Becken von hinten-unten unterstützen und damit auch den unteren Rücken. Achten Sie immer wieder einmal auf ein freies Atmen. Die Hände am Steuerrad und die Beine so wenig anspannen wie möglich. Schultern und Nacken locker lassen.

Hier weitere Tips: Wenn Sie an einem Tisch arbeiten, lesen oder schreiben, sollte die Tischhöhe ein angemessenes Verhältnis zur Sitzhöhe und zu Ihrer Körpergröße haben. Ist der Tisch zu hoch, drükken die aufgelegten Ellbogen/Unterarme die Schultern hoch. Ist er zu niedrig, neigt der Benutzer zum Rundrücken.

Wer viel liest. kann einen verspannten Nacken vermeiden, wenn er sich eine Buchstütze zulegt, die Buch oder Zeitschrift in eine schräg-vertikale Position bringt, so daß Kopf und Nacken nicht ständig gebeugt werden müssen. Auch Manuskripthalter aus dem Bürofachgeschäft leisten hier gute Dienste. Es gibt sogar in der Höhe verstellbare - stehlampenähnliche - Buchhalter zu kaufen, die ein entspanntes Lesen im Sessel oder auf der Couch ermöglichen.

Sport als Spiel

Sportliche Betätigung wird von vielen Menschen leider wie ein Kampf gegen den eigenen Leib betrieben. Der Körper wird wie eine Maschine auf Gewichtsabnahme, Muskelstärke oder Rekordmarken getrimmt. Ich möchte Ihnen dagegen eine eher spielerische Herangehensweise mit Feingefühl für die Bewegungsabläufe nahebringen. Dabei geht es um eine qualitative Wohlspannung des Gesamtorganismus, um inneres und äußeres Gleichgewicht.

In diesem Sinne sind solche Sportarten am besten, bei denen die Muskulatur insgesamt ausgewogen beansprucht wird. Dies sind vor allem Schwimmen, Wandern und Langlaufski.

Die exzessive Ausübung einseitiger Sportarten wie Tennis z.B. führt aufgrund von Überspezialisierung bestimmter Körperteile zu strukturellen Verformungen sowie zu spezifischen Verletzungsanfälligkeiten und Gelenkproblemen. Die verschiedenen Formen des Kraft-Trainings konzentrieren sich darüber hinaus zu sehr auf die Entwicklung der *äußeren* Muskulatur auf Kosten der tiefen Muskeln im *Inneren* des Leibes. Der Organismus wird in ein starres Korsett von Bindegewebshüllen eingezwängt. Da die Praxis des Krafttrainings auf die persönliche Körperstruktur des Einzelnen erfahrungsgemäß nicht eingeht, werden vorhandene strukturelle Dysbalancen eher verfestigt.

Leute mit bewegungsarmem Alltag und zurückgehaltenen Gefühlen profitieren von Sportarten mit ausdrucksbetonter Bewegung und mit zwischenmenschlichen Kontakten wie Tanz, Kampfsport und Ballspiel.

Hier einige Tips für das Langlaufen (Joggen). Diese Hinweise sind abgewandelt z.T. auch auf andere Sportarten anwendbar.

- Laufen Sie auf erdigem Untergrund, da asphaltierte Wege den Körper allzu harten Stößen aussetzen.
- Halten Sie den Unterkiefer fest? Wenn ja, lassen Sie ihn entspannt hängen.
- Auch die Gesichtsmuskulatur locker lassen. Die Augen sollten weich schauen, nicht starren.
- Manche Jogger pressen den Kopf in den Nacken und verkrampfen die Nackenmuskulatur. Bringen Sie den Kopf in eine ausbalancierte Position (Augen schauen horizontal) und stellen Sie sich vor, er sei

eine Boje, die auf ruhigem Wasser schwimmend ganz leichte Tänzelbewegungen vollführt. Nacken entspannt lassen.

• Pressen Sie die Arme an den Leib oder spannen Sie die Arme an? Lassen Sie sie frei schwingen. Unter- und Oberarme sind entspannter, wenn der Winkel zwischen beiden etwa 90 Grad beträgt. Vermeiden Sie es, die Schultern hochzuziehen oder die Hände zu verkrampfen.

• Falls Sie den Brustkorb vorschieben und die Schultern nach hinten ziehen, lassen Sie das Brustbein ein wenig sinken und die Schultern ein wenig nach vorn-unten fallen. Wenn Sie merken, daß Ihr Brustkorb im Gegenteil eher zusammengesunken ist, und die Schultern nach vorne geschoben sind, so stellen Sie sich vor, ein unsichtbarer Faden würde das Brustbein ganz leicht nach vorn-oben ziehen.

• Überlassen Sie sich passiv der Atmung. Sie können sich vorstellen, die Rippen des Brustkorbs würden mit der Atembewegung sanft im Wasser schwimmen.

• Stellen Sie sich vor, Ihr Becken hängt vom Brustkorb herab wie der Passagierkorb eines gasgefüllten Ballons.

• Bei manchen Joggern vollführen die Beine - sichtbar an Füßen und Knien -

wahre Eiertänze. Stellen Sie sich vor, die Knie werden von unsichtbaren Fäden parallel nach vorn gezogen. Ein anderes Bild: die Kniescheiben leuchten wie zwei Autoscheinwerfer parallel nach vorn.

Wenn Sie mit diesen Hinweisen spielen, so bleiben Sie mit Ihrer Aufmerksamkeit stets eine Weile in einer Leibesregion, bevor Sie sich einer anderen zuwenden. Es gilt zunächst, das gewohnte (problematische) Bewegungsmuster bewußt wahrzunehmen, und erst dann ein neues zu probieren. Wechseln Sie öfter zwischen Altem und Neuem hin und her.

5. Weiterführende Hinweise

Adressen

Die Bezeichnung Rolfing® ist als Dienstleistungsmarke rechtlich geschützt und darf nur von Certified Rolfern benutzt werden, die ihre Ausbildung am Rolf-Institute bzw. der European Rolfing Association gemacht haben.

Eine *Liste mit Adressen* der europäischen Rolfer sowie *Ausbildungsrichtlinien* erhalten Sie bei der

* **European Rolfing Association e.V.**
  Nymphenburgerstraße 86
  D - 80636 München
  Tel. 089/54370941
  Fax 089/54370942
  rolfingeurope@compuserve.com
  www.rolfing.org

Eine *Adressenliste* von Praktizierenden der Strukturellen Integration, die von der *Guild for Structural Integration* ausgebildet wurden, sowie *Ausbildungsrichtlinien* erhalten Sie bei der

* **Guild for Structural Integration**
  Post Office Box 1559
  Boulder, CO 80306 (USA)
  Phone: 303-447-0122
  gsi@rolfguild.org
  website: www.rolfguild.org

Eine *Ausbildung* in *Integrative Körpertherapie (IKT)* für Physiotherapeuten, Ärzte und Heilpraktiker wird angeboten von

* **Living Interaction – Institut für komplementäre Therapien**
  Heinrich-Zeller-Str. 6
  D – 72119 Ammerbuch (bei Tübingen)
  Tel. 07073/9101280
  info@livinginteraction.de
  www.livinginteraction.de

Buchempfehlungen

Über Rolfing und Strukturelle Integration im allgemeinen:

- *Ida P. Rolf:* Rolfing. Strukturelle Integration, Hugendubel 1997

  Das Standardbuch über Konzept und Sichtweise struktureller Integration.

- *Ida P. Rolf:* Rolfing im Überblick, Junfermann 1993

  Leser erhalten einen lebendigen Eindruck von Ida Rolfs Denkweise. Die Einführung der Herausgeberin Rosemary Feitis beschreibt den Werdegang Ida Rolfs.

- *Don Johnson:* Rolfing und die menschliche Flexibilität. Wie der Körper des Proteus, Synthesis 1980

  Don Johnson nähert sich von den unterschiedlichsten Gesichtspunkten unserer Vorstellung vom menschlichen Körper und zeigt die Dimensionen auf, die eine Veränderung durch Strukturelle Integration beinhalten kann.

- *Hans Flury:* Die neue Leichtigkeit des Körpers, dtv 1995

  Ein Buch, in dem von den Prinzipien der Strukturellen Integration her die Arbeit mit und an der eigenen Bewegung beschrieben wird. Ein Buch der Theorie und der Praxis, für Fachleute und Laien.

- *Robert Schleip,* Der aufrechte Mensch. Übungen für eine gelöste Körperhaltung und einen natürlichen Gang, Hugendubel 2000

  Dieser Übungskurs ist eine Synthese aus Rolfing, Alexander-Technik, Feldenkrais und Hakomi. Mit Hintergrundinformationen im Handbuch sowie 30 Übungskarten und einer CD ist dieses Kursprogramm jederzeit und überall anwendbar.

Zu verwandten Themen:

- *Deanne Juhan:* Körperarbeit. Die Soma-Psyche-Verbindung. Ein Lehrbuch, Droemer-Knaur 1997

  Wer Juhans Buch liest, versteht, wie Körperarbeit (Strukturelle Integration, Trager usw.) funktioniert. Darüber hinaus bietet das Werk eine Fülle von Informationen – speziell über das Bindegewebe -, die man bis heute in vielen medizinischen Lehrbüchern nicht findet.

- *Johannes W.Rohen*: Morphologie des menschlichen Organismus. Versuch einer goetheanischen Gestaltlehre des Menschen, Freies Geistesleben 1998

  Der renommierte Professor der Anatomie stellt den menschlichen Organismus anhand der phänomenologischen Methode Goethes in lebendigen Zusammenhängen, Ganzheiten und Qualitäten vor. Dieses Werk ist eine wesentliche Ergänzung der allgemeinen Anatomie und bietet nicht nur

Medizinern und Therapeuten neue Perspektiven für die Betrachtung des Leib-Seele-Geist-Zusammenhangs.

- *Peter A.* Levine: Trauma- Heilung. Das Erwachen des Tigers, Synthesis 1998

  Einer der führenden Experten auf den Gebieten Streß und Trauma verhilft Laien wie Therapeuten zu einem Verständnis der Dynamik von Trauma und Traumaheilung. Betroffene Leser werden befähigt, mit Hilfe verschiedener Übungen erste Schritte auf dem Weg der Heilung zu gehen.

- *Martin Siems*: Dein Körper weiß die Antwort. Focusing als Methode der Selbsterfahrung, rororo 1986

  Focusing ist eine wirksame Methode, über das Hinspüren auf die „Sprache des Körpers" mit den eigenen Gefühlen in vertieften Kontakt zu kommen.

- *Hans Georg Brecklinghaus:* Die Menschen sind erwacht, du hast sie aufgerichtet. Körperstruktur und Menschenbild in der Kunst des alten Ägypten und heute, Lebenshaus 2002

  Mit vielen Beispielen veranschaulicht der Autor, wie die Darstellung des Menschen in der altägyptischen Kunst gut integrierte Körperstruktur und ökonomische Bewegungsmuster zeigt. Es wird deutlich, daß die Künstler Altägyptens von einem Menschenbild inspiriert waren, das in mancherlei Hinsicht auch für den heutigen Menschen aussagekräftig ist.

Anhang

Über den Autor

Hans Georg Brecklinghaus (Dipl.Päd.), geb. 1951, ist Certified Advanced Rolfer® und Rolf Movement Lehrer. Er praktiziert seit 1983 in Freiburg und Karlsruhe.

Er schrieb Aufsätze in verschiedenen Fachzeitschriften und lehrt seit 1993 Strukturelle Integration an Fortbildungseinrichtungen für Physiotherapeuten sowie bei *Living Interaction - Institut für komplementäre Therapien*.

Hans Georg Brecklinghaus
Stadtstraße 9 a
D - 79104 Freiburg
Tel.: 0761/42793

hgbreck@compuserve.de
www.rolfing-praxis.de

Quellennachweis der Abbildungen

Hans Georg Brecklinghaus (3, 5, 6, 7, 14, 15, 16, 17, 18, Buchrückseite)
Hans Flury (4)
Hummel (8, 10, 11)
Carlos Repetto (2, 9, 12, 13)
Rolf Institute of Structural Integration, Boulder (CO) (1)

Anmerkung: Verlag und Autor haben erfolglos versucht, den Inhaber des Copyright für das Original der Titelillustration ausfindig zu machen. Vorausgesetzt, der Inhaber informiert uns über seine Rechte, werden wir ihn als solchen in künftigen Auflagen benennen.

Vom selben Autor ist erhältlich:

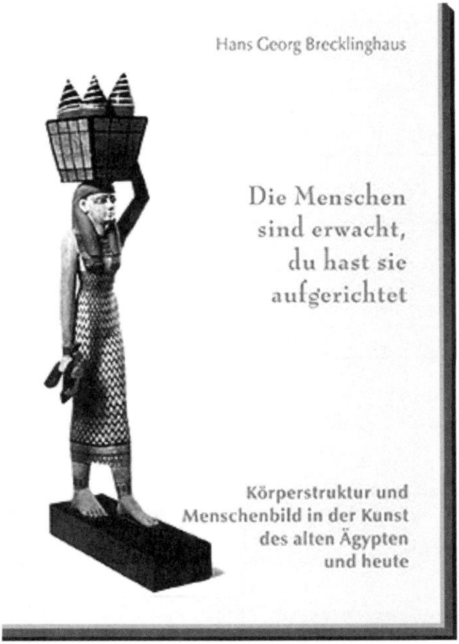

Hans Georg Brecklinghaus

Die Menschen sind erwacht,
du hast sie aufgerichtet

Körperstruktur und Menschenbild
in der Kunst des alten Ägypten und heute

376 S., 109 Abb., 24,- €
ISBN 3-932803-05-1

Lebenshaus Verlag

Notizen

Notizen

Notizen